居家康复指导丛书

腰痛与下肢痛居家康复指导

丛书主编　燕铁斌
主　　编　马　超
副主编　　赵　凯　闵　瑜

电子工业出版社
Publishing House of Electronics Industry
北京·BEIJING

未经许可，不得以任何方式复制或抄袭本书之部分或全部内容。
版权所有，侵权必究。

图书在版编目（CIP）数据

腰痛与下肢痛居家康复指导/马超主编．—北京：电子工业出版社，2020.7
（居家康复指导丛书）
ISBN 978-7-121-39154-5

Ⅰ．①腰… Ⅱ．①马… Ⅲ．①腰腿痛－康复 Ⅳ．① R681.509

中国版本图书馆 CIP 数据核字（2020）第 106519 号

责任编辑：崔宝莹
印　　刷：中国电影出版社印刷厂
装　　订：中国电影出版社印刷厂
出版发行：电子工业出版社
　　　　　北京市海淀区万寿路 173 信箱　　邮编：100036
开　　本：720×1000　1/16　　印张：10　　字数：163 千字
版　　次：2020 年 7 月第 1 版
印　　次：2020 年 7 月第 1 次印刷
定　　价：72.00 元

凡所购买电子工业出版社图书有缺损问题，请向购买书店调换。若书店售缺，请与本社发行部联系，联系及邮购电话：（010）88254888，88258888。

质量投诉请发邮件至 zlts@phei.com.cn，盗版侵权举报请发邮件到 dbqq@phei.com.cn。

本书咨询联系方式：QQ 250115680。

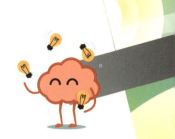

居家康复指导丛书

《腰痛与下肢痛居家康复指导》编委会名单

丛书主编　燕铁斌

主　　编　马　超

副主编　赵　凯　闵　瑜

编　　委　（按姓氏笔画排序）

马　超（中山大学孙逸仙纪念医院）

王古月（安徽医科大学第一附属医院）

吕子萌（安徽中医药大学第一附属医院）

李金虎（中国科学技术大学附属第一医院）

杨　文（广州市番禺区中心医院）

闵　瑜（广州市番禺区中心医院）

汪　敏（安徽医科大学第一附属医院）

林彩娜（中山大学孙逸仙纪念医院）

周海旺（广州市番禺区中心医院）

郑　杰（中山大学孙逸仙纪念医院）

屈　菲（广州市番禺区中心医院）

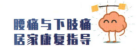

赵　凯（安徽医科大学第一附属医院）

柯松坚（中山大学孙逸仙纪念医院）

栗　晓（中山大学孙逸仙纪念医院）

郭凯锋（广州市番禺区中心医院）

绘　　图　柳　维

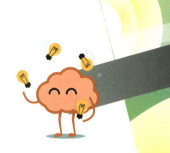

总　序

  现代康复医学起源于20世纪40—50年代，那时的世界正处于动荡期，战争及其随后爆发的各类疾病给人类带来了巨大的伤害！即使医务人员全力救治，也只能留住患者的生命，大量生存者遗留了各种身心方面的功能障碍，严重影响了病、伤、残者的生活自理及其正常回归家庭和社会。因此，医疗先驱们在救治病伤员的同时，开始关注救治对象的功能恢复和改善，并积极尝试采用不同的治疗方法，以期最大限度地帮助患者正常回归家庭和社会。为此，催生了一门新的临床医学学科——康复医学（rehabilitation medicine）。

  进入21世纪以来，随着全球经济的发展，国际康复医学进入了发展的"快车道"，与临床各学科相互渗透、融合，涉及几乎所有疾病的全过程，从发病早期就介入的重症康复，到疾病恢复期的社区康复和居家康复，以及生命终结期的康复（国内称之为"临终关怀"），可谓是全生命周期的覆盖了。

  对比国内，中医康复的理念历史悠久。早在2000多年前的《黄帝内经》中就提出了今天神经康复领域中推崇的"阴阳平衡"理念；而《吕氏春秋》中提到的"流水不腐，户枢不蠹"的动静结合观点，更是对今天"生命在于运动"的完美诠释。但从理念和体系上与西方医学模式比较一致的现代康复，则起源于20世纪80年代中期。其里程碑标志是当时的卫生部要求在全国高等医学院校的临床医学专业中开设康复医学课程，普及现代康复医学知识。彼时，各类《康复医学》教材及书籍成为了普及现代康复医学的最好载体。

  进入21世纪后，特别是"十三五"规划以来，随着国内经济的发展、全民医疗的实现，以及慢性病、老年人口的增加，康复对象不断增多，康复市场不断拓展。而党和各级政府对康复的重视，进一步推动了国内

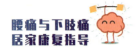

康复的全面提速发展。此外，分级诊疗模式下的医院－社区－居家康复一体化的出现，使得康复理念已经开始从医院延伸到社区、家庭。患者及其家属越来越不满足传统的院内康复，渴望能了解康复、参与康复。因此，迫切需要一些能指导病、伤、残后康复的专业知识科普化的书籍。

为了适应当前急需了解康复知识的市场需求，在电子工业出版社有限公司的大力支持下，我们组织了国内一批从事临床康复的专家，编写了这套《居家康复指导丛书》。本套丛书的编写宗旨一是普及康复理念，让患者及其家属能比较容易地找到适合自己病情的康复方法；二是介绍一些常用的可以在社区及家庭开展的适宜康复技术，方便患者及其家属在社区和家庭开展自我康复。

本套丛书在内容编排上力求文字简洁，通俗易懂。为了方便家庭使用，每本书还尽可能配了一些简单易学的插图；同时，采取的是一本书针对一种（类）疾病的居家康复，希望每一本书都能成为一个独立的家庭康复医生。

将专业人员容易理解的枯涩的专业知识转化为普通群众（病患者及其家属）易于理解，且在家中可以为其提供指导的科普康复书籍，并非容易之举！远较编写学术专著更难。本套丛书从选题到定稿历时2年，后续还将根据临床需要推出新的分册。丛书的读者对象主要为病、伤、残者及其家属，同时也可以作为社区医务人员了解康复的入门读物。

虽然各分册主编及全体参编专家竭尽所能用通俗易懂的语言来介绍专业知识及技术，但仍恐遗留不足，尚祈读者阅读时不吝赐教，以便再版时修订。

最后，感谢参加本套丛书编写的全体专家及工作人员为本套丛书的顺利出版所付出的辛勤劳动。

谨以此为序！

中山大学孙逸仙纪念医院

2019年5月

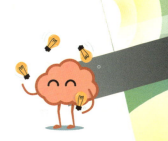

前　言

疼痛，在每个人的脑海里都有过不愉快的记忆，任何年龄的人均遭受过疼痛的困扰。一方面随着生活节奏和工作方式的改变，长时间使用不良姿势，例如长期伏案工作的人群容易导致腰痛，另一方面随着时间的推移，身体功能下降导致各系统产生退行性变，例如下肢关节的骨性关节炎。腰痛与下肢痛已成为关系民生的亟待预防和解决的问题。

鉴于此，我们邀请国内多位经验丰富的疼痛治疗与康复的专家编写了这本《腰痛与下肢痛居家康复指导》。本着实用性与可读性的原则，认真撰写，反复修改，最终完成此书稿。全书分为两篇，上篇主要介绍导致腰痛的常见疾病，下篇主要介绍引起下肢髋、膝、踝疼痛的常见问题。对于每一种疾病更是从解剖、发病机制、临床症状及治疗方法等各个方面进行解读。本书以"问题解答"的形式，采用通俗易懂的语言回答临床上患者"高频"的问题。在疾病的治疗方面不仅从传统的药物治疗、手术治疗提供方法，更是注重物理治疗，尤其是指导患者居家主动锻炼，力求从生物力学方面处理疾病带来的疼痛等问题，以求从"根"治病。

在此感谢编写过程中给予大力支持的各位编委。

由于编者能力有限，加之编写时间仓促，疏漏之处在所难免，诚挚接受各位读者的批评指正。

马超

2020 年 5 月

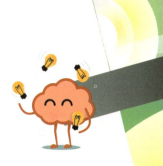

目　录

上篇　腰痛

第一章　腰部解剖与功能

1. 什么是腰痛 …………………………………… 3
2. 腰椎正常的解剖结构是怎样的 ………………… 3
3. 腰部周围的肌肉有哪些 ………………………… 3
4. 腰部脊椎的附属结构有哪些 …………………… 4
5. 腰部脊椎的功能有哪些 ………………………… 4
6. 哪些人群更容易发生腰痛 ……………………… 4
7. 什么是脊柱的负荷 ……………………………… 4
8. 不同的体位对腰椎负荷有何影响 ……………… 4
9. 为什么腰痛多发生在腰骶部 …………………… 5
10. 腰痛的临床类型有几种 ………………………… 5
11. 椎间盘的结构是怎样的 ………………………… 5
12. 椎间盘有神经吗 ………………………………… 5
13. 椎间盘有什么作用 ……………………………… 5
14. 腰椎间盘突出症有几种类型 …………………… 6
15. 什么是神经根 …………………………………… 6
16. 椎间盘为何往往向后突出 ……………………… 6
17. 什么是马尾神经 ………………………………… 6
18. 什么是坐骨神经 ………………………………… 7

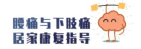

19. 什么是股神经 …………………………………… 7
20. 椎间盘的营养如何获得 ………………………… 7

❷ 第二章 常见腰部疾病的诊疗与康复

一、腰背肌筋膜炎……………………………………… 8

1. 什么是肌筋膜炎 ………………………………… 8
2. 腰背肌筋膜包括哪些 …………………………… 8
3. 肌筋膜炎常见的病因有哪些 …………………… 8
4. 腰背肌筋膜炎的临床表现有哪些 ……………… 9
5. 腰背肌筋膜炎疼痛的特点 ……………………… 9
6. 腰背肌筋膜炎如何进行治疗 …………………… 9
7. 腰背肌筋膜炎患者如何进行居家康复与功能训练
　　　　　　　　　　　　　　　　　　　　……… 10
8. 腰背肌筋膜炎患者为什么要注意保暖 ……… 15

二、急性腰扭伤……………………………………… 15

1. 什么是急性腰扭伤 …………………………… 15
2. 急性腰扭伤是怎么造成的 …………………… 15
3. 急性腰扭伤有哪些症状 ……………………… 16
4. 如何鉴别急性腰扭伤和腰椎间盘突出症 …… 16
5. 急性腰扭伤需要做哪些检查 ………………… 16
6. 急性腰扭伤如何居家治疗 …………………… 16
7. 如何预防急性腰扭伤的发生 ………………… 17
8. 急性腰扭伤患者何时开始功能训练 ………… 17
9. 如何诊断急性腰扭伤 ………………………… 18
10. 急性腰扭伤的治疗方法有哪些 ……………… 19
11. 如何运用推拿治疗急性腰扭伤 ……………… 19
12. 急性腰扭伤是否需要卧床休息 ……………… 20

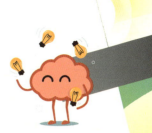

三、慢性腰肌劳损 ………………………………… 20
1. 什么是慢性腰肌劳损 ……………………………… 20
2. 慢性腰肌劳损常见的病因有哪些 ………………… 21
3. 慢性腰肌劳损是怎么产生的 ……………………… 21
4. 慢性腰肌劳损引发的疼痛有什么特点 …………… 21
5. 如何预防和治疗慢性腰肌劳损 …………………… 22
6. 慢性腰肌劳损有哪些治疗方法 …………………… 23
7. 慢性腰肌劳损患者如何自我保健 ………………… 24

四、棘上和棘间韧带损伤 ……………………………… 25
1. 什么叫棘上韧带损伤 ……………………………… 25
2. 棘上韧带损伤有哪些表现 ………………………… 25
3. 什么叫棘间韧带损伤 ……………………………… 26
4. 棘间韧带损伤有哪些表现 ………………………… 26
5. 棘上和棘间韧带损伤如何治疗 …………………… 26
6. 棘上和棘间韧带损伤如何预防 …………………… 26
7. 棘上和棘间韧带损伤如何运动训练 ……………… 26
8. 急性棘上和棘间韧带损伤不宜采取哪些手段处理
   …………………………………………………………… 29

五、第 3 腰椎横突综合征 ……………………………… 29
1. 什么是第 3 腰椎横突综合征 ……………………… 29
2. 第 3 腰椎横突综合征有哪些表现 ………………… 29
3. 第 3 腰椎横突综合征的发病原因是什么 ………… 29
4. 第 3 腰椎横突综合征怎样与腰椎间盘突出症、
   腰背肌筋膜炎相鉴别 ……………………………… 30
5. 得了第 3 腰椎横突综合征该怎么办 ……………… 30

6. 第3腰椎横突综合征如何居家治疗 ………… 30
7. 如何预防第3腰椎横突综合征 …………… 31
8. 第3腰椎横突综合征如何进行运动训练 …… 31

六、腰椎间盘突出症 ……………………………… 36

1. 腰椎间盘为什么会突出 …………………… 36
2. 什么是腰椎间盘突出症 …………………… 36
3. 腰椎间盘膨出、突出和脱出有什么区别 …… 36
4. 腰椎间盘突出症的常见诱因有哪些 ……… 37
5. 腰椎间盘突出症的常见症状有哪些 ……… 37
6. 腰椎间盘突出症患者需要做哪些检查 …… 37
7. 如何治疗腰椎间盘突出症 ………………… 38
8. 腰椎间盘突出症患者可以做哪些训练 …… 39
9. 如何预防腰椎间盘突出症 ………………… 40
10. 为什么老年人的腰腿痛很少被诊断为腰椎间盘突出症 ……………………………………… 40
11. 腰椎间盘突出症与年龄、性别、职业、遗传有关系吗 ……………………………………… 40
12. 腰椎间盘突出症好发于哪些部位 ………… 40
13. 为什么久坐、肥胖者容易得腰椎间盘突出症 … 41
14. 腰椎间盘突出症如何与腰椎结核相鉴别 … 41
15. 腰椎间盘突出症如何与腰肌急性扭伤相鉴别 …………………………………………… 42
16. 腰椎间盘突出症如何与腰椎肿瘤相鉴别 … 42
17. 腰椎间盘突出症患者为什么要卧床休息 … 42
18. 腰椎间盘突出症的非手术治疗方法有哪些 … 42
19. 腰椎间盘突出症患者家里应常备哪些药物 … 42

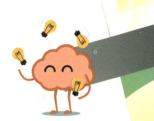

20. 腰椎间盘突出症患者活动时为什么要佩戴护腰围 …………………………………………………… 43

21. 佩戴护腰围要注意什么 ………………………… 43

22. 腰椎间盘突出症患者要避免哪些不良姿势 … 43

23. 腰椎间盘突出症患者采取什么样的睡眠体位较好 …………………………………………… 44

24. 引体悬吊对腰椎间盘突出症有效吗 ………… 44

25. 腰椎间盘突出症患者什么时候做腰背肌肉训练最好 …………………………………………… 44

26. 哪些腰椎间盘突出症患者需要手术治疗 …… 44

27. 孕妇得了腰椎间盘突出症该怎么办 ………… 45

七、**腰椎管狭窄症** …………………………………… 45

1. 什么是腰椎管狭窄症 …………………………… 45

2. 腰椎管狭窄症分为哪几类 ……………………… 45

3. 引起腰椎管狭窄的原因有哪些 ………………… 46

4. 腰椎管狭窄症常见的症状有哪些 ……………… 46

5. 腰椎管狭窄症引起的腰腿痛有什么特点 …… 46

6. 出现间歇性跛行都是腰椎管狭窄症吗 ……… 46

7. 腰椎管狭窄症和腰椎间盘突出症有什么关系 … 46

8. 腰椎管狭窄症如何治疗 ………………………… 46

9. 先天性腰椎管狭窄为什么到中老年后才发病 …………………………………………………… 47

10. 腰椎管狭窄症一定要开刀吗 ………………… 47

11. 腰椎管狭窄症能否预防 ……………………… 47

12. 腰椎管狭窄症采取何种体位卧床最好 ……… 48

13. 腰椎管狭窄症在什么情况下需要手术治疗 … 48

八、腰椎滑脱及脊柱裂 48

1. 什么叫腰椎滑脱 48
2. 腰椎滑脱的原因有哪些 48
3. 腰椎真性滑脱和假性滑脱怎么区别 48
4. 腰椎滑脱常见的症状有哪些 49
5. 怎样发现腰椎滑脱 49
6. 腰椎滑脱如何治疗 49
7. 什么叫脊柱裂和隐性脊柱裂 49
8. 脊柱裂和隐性脊柱裂有什么表现 50
9. 脊柱裂如何治疗 50
10. 隐性脊柱裂如何治疗 50
11. 隐性脊柱裂为什么会引起腰痛 51
12. 什么叫腰椎骶化 51
13. 什么叫骶椎腰化 51
14. 腰椎骶化和骶椎腰化有什么表现 51
15. 腰椎骶化和骶椎腰化如何治疗 51

九、腰椎骨质增生和骨质疏松症 52

1. 什么是骨质增生 52
2. 骨质增生都是病吗 52
3. 引起骨质增生的原因有哪些 52
4. 腰椎骨质增生有哪些表现 52
5. 腰椎骨质增生能根治吗 53
6. 腰椎骨质增生如何治疗 53
7. 防治骨质增生的意义是什么 53
8. 怎样预防骨质增生的发生 53

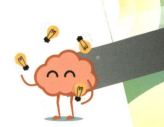

9. 腰椎骨质增生怎样与内脏疾病引起的腰痛相鉴别 …………………………………………… 53
10. 家庭常用的治疗骨质增生的药物有哪些 …… 54
11. 如何对骨质增生患者进行有效的家庭训练 … 54
12. 骨质增生与骨质疏松症有什么关系 ………… 54
13. 骨质疏松症多发生在哪些人群 ……………… 55
14. 引起骨质疏松症的原因有哪些 ……………… 55
15. 过量饮酒、咖啡及碳酸饮料是引起骨质疏松症的原因吗 …………………………………………… 55
16. 吸烟是引起骨质疏松症的原因吗 …………… 55
17. 营养缺乏与骨质疏松症有关系吗 …………… 55
18. 骨质疏松症常发生在哪些部位 ……………… 55
19. 绝经后的妇女得了骨质疏松症有哪些表现 … 55
20. 哪些骨质疏松症患者需要用药物治疗 ……… 56
21. 骨质疏松症患者需要长期治疗吗？居家需要常备哪些药物 ……………………………………… 56
22. 骨质疏松症引起的疼痛可用哪些物理方法治疗 …………………………………………………… 56
23. 营养疗法对骨质疏松症有效吗？应注意什么 …………………………………………………… 57
24. 运动对骨质疏松症有哪些好处 ……………… 57
25. 过量运动对骨质疏松症有哪些不利影响 …… 57
26. 什么是增生性脊柱炎 ………………………… 57
27. 增生性脊柱炎有哪些表现 …………………… 57
28. 增生性脊柱炎有哪些治疗方法 ……………… 58

29. 增生性脊柱炎如何运动训练 …………………… 58

十、腰椎骨折………………………………………… 58
  1. 发生腰椎骨折的原因有哪些 …………… 58
  2. 腰椎骨折有哪些症状 ……………………… 59
  3. 腰椎骨折分为哪几类 ……………………… 59
  4. 如何区分稳定型骨折和不稳定型骨折 ……… 60
  5. 腰椎骨折需要与哪些疾病相鉴别 ………… 60
  6. 腰椎骨折如何进行现场救治 ……………… 61
  7. 稳定型腰椎骨折如何治疗 ………………… 62
  8. 腰椎骨折伴有脊髓损伤或马尾神经损伤如何
    治疗………………………………………… 62
  9. 腰椎骨折伴有截瘫的患者常出现哪些并发症
    ……………………………………………… 63
  10. 腰椎骨折伴有截瘫的患者出现并发症如何在
    家中处理 ………………………………… 63
  11. 腰椎骨折伴脊髓损伤的患者如何进行家庭
    康复训练 ………………………………… 63
  12. 腰椎骨折伴有脊髓损伤的患者出现尿潴留
    怎么办 …………………………………… 64
  13. 腰椎骨折伴有脊髓损伤的患者出现深静脉
    血栓怎么办 ……………………………… 64
  14. 腰椎骨折伴有脊髓损伤的患者出现大便失禁
    怎么办 …………………………………… 65
  15. 腰椎骨折伴有脊髓损伤的患者如何使用轮椅
    ……………………………………………… 65
  16. 腰椎骨折伴有脊髓损伤的患者如何使用拐杖
    ……………………………………………… 65

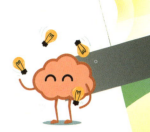

  17. 腰椎椎弓峡部不连是怎么回事 …………………… 67

  18. 腰椎椎弓峡部不连时如何进行腰椎保护 …… 68

十一、强直性脊柱炎 ……………………………………… 68

  1. 什么是强直性脊柱炎 …………………………… 68

  2. 强直性脊柱炎的病因是什么 …………………… 69

  3. 强直性脊柱炎早期有哪些表现 ………………… 69

  4. 强直性脊柱炎为什么会产生脊柱强直 ……… 69

  5. 强直性脊柱炎患者为什么会有腰骶痛，而晚期

    疼痛则消失 ……………………………………… 70

  6. 强直性脊柱炎患者需要做哪些检查 ………… 70

  7. 强直性脊柱炎可造成哪些危害 ……………… 70

  8. 诊断强直性脊柱炎的条件是什么 …………… 70

  9. 强直性脊柱炎该如何治疗 …………………… 71

  10. 强直性脊柱炎患者如何预防驼背畸形 …… 71

  11. 强直性脊柱炎患者日常应该注意什么 …… 71

  12. 哪些人群易患强直性脊柱炎 ……………… 72

  13. 强直性脊柱炎患者的病情能否被控制 …… 72

  14. 强直性脊柱炎如何与脊柱结核相鉴别 …… 72

  15. 强直性脊柱炎会遗传吗 …………………… 72

  16. 强直性脊柱炎能手术吗 …………………… 73

  17. 强直性脊柱炎患者可以进行哪些运动训练 … 73

十二、腰椎结核和肿瘤 …………………………………… 75

  1. 腰椎结核常见于哪些人群 …………………… 75

  2. 腰椎结核的病因有哪些 ……………………… 76

  3. 腰椎结核患者有哪些常见症状 ……………… 76

4. 腰椎结核患者睡什么床比较合适 …………… 76
5. 腰椎结核常用哪些药物治疗 ……………… 76
6. 腰椎结核的患者如何自我保护 …………… 77
7. 腰椎结核患者术后如何进行居家运动训练 … 77
8. 腰椎结核患者术后应注意什么 …………… 77
9. 腰椎常见的肿瘤有哪些 …………………… 77
10. 腰椎肿瘤的临床表现有哪些 …………… 78
11. 腰椎常见肿瘤的发病特点是什么 ……… 78
12. 腰椎肿瘤可以手术吗 …………………… 78
13. 腰椎肿瘤非手术治疗有哪些方法 ……… 79

下篇　下肢痛

第三章　下肢解剖与功能

一、骨盆 ………………………………………… 83
　1. 骨盆的结构和功能是怎样的 ……………… 83
　2. 骨盆包括哪些主要的肌肉和韧带 ………… 83
　3. 什么是骶髂关节 …………………………… 84
二、髋关节 ……………………………………… 85
　1. 髋关节有什么特点 ………………………… 85
　2. 髋关节周围有哪些主要韧带，它们有什么作用
　　………………………………………………… 86
　3. 股骨头的血供如何 ………………………… 87
　4. 髋关节有哪些作用 ………………………… 87
三、膝关节 ……………………………………… 87
　1. 膝关节的结构如何 ………………………… 87
　2. 什么叫关节软骨，它的作用是什么 ……… 89
　3. 膝交叉韧带有哪些作用 …………………… 89

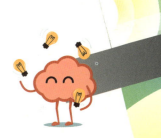

  4. 什么是膝脂肪垫，它的作用是什么 ………… 90

  5. 膝关节侧副韧带有什么作用 ………………… 90

  6. 髌韧带有什么作用 …………………………… 90

  7. 髌骨有什么作用 ……………………………… 91

  8. 膝关节周围的肌肉有哪些 …………………… 91

 四、踝关节和足部………………………………………… 91

  1. 什么是踝关节，它的功能是什么 …………… 91

  2. 踝关节周围有哪些重要韧带 ………………… 92

  3. 跟腱起什么作用 ……………………………… 93

 五、下肢的肌肉和神经…………………………………… 93

  1. 臀部肌肉主要有哪些，它们有什么作用 …… 93

  2. 大腿周围有哪些肌肉，它们有什么作用 …… 95

  3. 小腿周围有哪些肌肉，它们有什么作用 …… 97

  4. 坐骨神经是什么样的 ………………………… 98

第四章　常见下肢痛的简介与康复

 一、髋关节周围疾病……………………………………… 99

  （一）骶髂关节炎……………………………………… 99

   1. 什么是骶髂关节炎 ………………………… 99

   2. 造成骶髂关节炎的原因有哪些 …………… 99

   3. 骶髂关节炎有哪些症状 …………………… 99

   4. 骶髂关节炎患者如何居家治疗 ……………100

   5. 骶髂关节会脱位吗 …………………………100

   6. 骶髂关节脱位患者的站立姿势有什么特点 …100

   7. 骶髂关节炎患者如何自我保护 ……………100

8. 物理治疗对骶髂关节炎有效吗 …………………… 101
9. 骶髂关节炎患者口服非甾体抗炎镇痛药能缓解
   疼痛吗 ………………………………………………… 101

（二）臀上皮神经炎 ……………………………………… 101
1. 什么是臀上皮神经炎 ……………………………… 101
2. 臀上皮神经炎有哪些表现 ………………………… 101
3. 臀上皮神经炎发病的原因是什么 ………………… 102
4. 经常有腰腿痛，难道得了臀上皮神经炎吗 … 102
5. 臀上皮神经炎如何居家治疗 ……………………… 102

（三）梨状肌综合征 ……………………………………… 102
1. 什么是梨状肌综合征 ……………………………… 102
2. 梨状肌综合征有哪些表现 ………………………… 103
3. 引起梨状肌综合征的原因是什么 ………………… 103
4. 梨状肌综合征应与哪些疾病相鉴别 ……………… 103
5. 梨状肌综合征的非手术治疗有哪些 ……………… 103
6. 梨状肌综合征患者如何居家锻炼 ………………… 104
7. 梨状肌综合征患者在生活中应注意什么 ………… 106

（四）股骨头无菌性坏死 ………………………………… 106
1. 什么是股骨头无菌性坏死 ………………………… 106
2. 股骨头无菌性坏死与哪些因素有关 ……………… 106
3. 股骨头无菌性坏死有哪些表现 …………………… 107
4. 股骨头无菌性坏死常用的治疗方法有哪些 ……… 107
5. 股骨头无菌性坏死什么时候需要手术治疗 ……… 107
6. 股骨头无菌性坏死患者如何自我保护 …………… 107
7. 股骨头无菌性坏死的高危人群有哪些 …………… 108
8. 长期过量饮酒可引起股骨头无菌性坏死吗 … 108

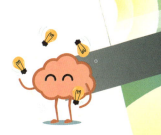

9. 为什么滥用皮质激素会导致股骨头无菌性坏死 …………………………………………… 109
10. 非手术疗法适合哪些股骨头无菌性坏死患者 …………………………………………… 109
11. 股骨头无菌性坏死患者功能锻炼的原则是什么 …………………………………………… 109
12. 股骨头无菌性坏死患者如何自我锻炼 ……… 110
13. 股骨头无菌性坏死患者是否需要长期卧床休息 …………………………………………… 110
14. 股骨头无菌性坏死患者拄拐有什么好处 …… 112

二、膝关节周围疾病 ………………………………… 113
（一）膝骨性关节炎 …………………………………… 113
1. 什么是膝骨性关节炎 ……………………… 113
2. 膝骨性关节炎的主要症状有哪些 ………… 113
3. 膝骨性关节炎如何治疗 …………………… 113
4. 膝骨性关节炎的发病特点 ………………… 114
5. 膝骨性关节炎能治好吗 …………………… 114
6. 得了膝骨性关节炎是锻炼好，还是不锻炼好 114
7. 膝骨性关节炎患者常用哪些药物治疗 …… 116
8. 膝骨性关节炎患者日常生活中应注意什么 … 116
9. 膝关节积液抽出后，还会反复出现吗 …… 116
10. 膝骨性关节炎什么时候需要手术治疗 …… 116

（二）膝关节创伤性滑膜炎 …………………………… 117
1. 什么是膝关节创伤性滑膜炎 ……………… 117
2. 膝关节创伤性滑膜炎有哪些表现 ………… 117

3. 膝关节创伤性滑膜炎是由什么引起的 ………117
4. 膝关节创伤性滑膜炎常用的治疗方法有哪些
　　………………………………………………117
5. 膝关节创伤性滑膜炎患者如何锻炼 ………118

（三）膝半月板和膝关节韧带损伤………………118
1. 什么是膝半月板和膝关节韧带损伤 ………118
2. 膝关节的韧带有哪些 ………………………118
3. 膝半月板和膝关节韧带损伤的表现有哪些 …118
4. 膝半月板损伤的原因有哪些？如何治疗 ……118

（四）髌骨软化症………………………………………119
1. 什么是髌骨软化症 …………………………119
2. 髌骨软化症有哪些表现 ……………………119
3. 为什么髌骨软化症患者上、下楼梯时疼痛明显
　　………………………………………………119
4. 髌骨软化症患者如何佩戴护膝 ……………119
5. 髌骨软化症患者服用什么药物有效 ………119
6. 髌骨软化症患者如何进行康复训练 ………120

（五）膝脂肪垫炎………………………………………120
1. 膝脂肪垫为什么会劳损 ……………………120
2. 膝脂肪垫劳损有哪些表现 …………………120
3. 如何避免膝脂肪垫劳损 ……………………121
4. 膝脂肪垫劳损如何居家治疗 ………………121
5. 膝关节为什么会长骨刺 ……………………122
6. 膝关节为什么容易长腘窝囊肿 ……………122

三、胫腓骨疲劳性骨膜炎……………………………122
1. 什么叫胫腓骨疲劳性骨膜炎 ………………122
2. 引起胫腓骨疲劳性骨膜炎的原因是什么 …122

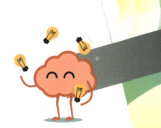

  3. 得了胫腓骨疲劳性骨膜炎不宜做哪些锻炼 … 123
  4. 胫腓骨疲劳性骨膜炎患者如何居家治疗 …… 123
  5. 胫腓骨疲劳性骨膜炎患者运动训练时要注意
   哪些问题……………………………………… 123
四、足踝关节常见病……………………………… 124
  1. 踝关节为什么容易扭伤 …………………… 124
  2. 踝关节扭伤有哪些表现 …………………… 124
  3. 踝关节扭伤患者在急性期为什么不能热敷 … 124
  4. 踝关节扭伤患者在急性期冰敷有什么好处 … 124
  5. 护踝对踝关节扭伤患者的恢复有哪些帮助 … 124
  6. 踝关节扭伤患者需要做哪些训练 ………… 124
  7. 什么叫跟腱周围炎 ………………………… 126
  8. 哪些因素可引起跟腱周围炎 ……………… 127
  9. 跟腱周围炎患者能长距离行走吗 ………… 127
  10. 跟腱周围炎患者能打封闭治疗吗 ………… 127
  11. 什么叫跟痛症 ……………………………… 127
  12. 足跟骨为什么容易长骨刺 ………………… 127
  13. 跟痛症都是骨刺引起的吗 ………………… 128
  14. 跟痛症常用的治疗方法有哪些 …………… 128
  15. 跟骨垫对跟痛症有什么好处 ……………… 129
  16. 跟痛症患者能打封闭治疗吗 ……………… 129
  17. 经常泡脚可以治疗跟痛症吗 ……………… 129
  18. 什么是跖骨疲劳性骨折 …………………… 129
  19. 跖骨疲劳性骨折有哪些表现 ……………… 130
  20. 引起跖骨疲劳性骨折的因素有哪些 ……… 130

21. 哪些人群易患跖骨疲劳性骨折 …………………… 130
22. 跖骨疲劳性骨折如何治疗 ………………………… 130
23. 跖骨疲劳性骨折如何预防 ………………………… 130

五、痛风与痛风性关节炎 ……………………………… 131
1. 什么是痛风 ………………………………………… 131
2. 血尿酸高就一会得痛风吗 ………………………… 131
3. 痛风与遗传有关吗 ………………………………… 131
4. 引起痛风的因素有哪些 …………………………… 132
5. 过度饮酒会引起痛风吗 …………………………… 132
6. 痛风常发生在哪些部位 …………………………… 132
7. 痛风的发作与天气变化有关吗 …………………… 132
8. 痛风如果不及时治疗会有哪些危害 ……………… 132
9. 痛风患者家中应常备哪些药物 …………………… 133
10. 痛风患者的饮食应注意什么 ……………………… 134
11. 痛风急性发作时，患者可以运动吗 ……………… 135
12. 痛风患者的居家护理和调养 ……………………… 135
13. 什么是痛风性关节炎 ……………………………… 135
14. 痛风性关节炎的病程分期 ………………………… 136
15. 痛风性关节炎患者需要做哪些实验室检查 … 136

上篇

腰　痛

第一章 腰部解剖与功能

第一章 腰部解剖与功能

1. 什么是腰痛

腰痛又称下腰痛、下背痛,是指以腰部、腰骶、臀部疼痛为特征的一组疾病,可伴或不伴下肢放射痛,分为急性腰痛和慢性腰痛。急性腰痛较多突然发生,疼痛较为剧烈;慢性腰痛一般持续3个月以上,疼痛反复发作,时重时轻。

2. 腰椎正常的解剖结构是怎样的

腰椎是人体躯干的中轴,共有5节椎骨,5节椎骨通过椎间盘连接组成一个像"鞭样"的结构。腰椎上接胸椎,下连骶椎,是人体负重最重,活动范围最大的脊柱关节。5节椎骨的椎大孔串联成椎管供脊髓和马尾神经通过。两节椎骨中间的椎间盘像"软垫"一样起缓冲作用,在人体活动过程中减缓对脊柱的冲击,保护脊椎骨和神经。

3. 腰部周围的肌肉有哪些

腰部周围的肌肉不仅是脊柱活动的"发动机",也是脊柱的"稳定器"。腰部周围的肌肉包括腹部肌肉和腰背肌肉。所有肌肉可大体分为两大类,一类是为脊柱活动提供动力来源的活动肌群,包括腹部和背部表层肌肉(腹直肌、腹外斜肌、腹内斜肌、竖脊肌和背阔肌);另一类是为脊柱活动提供稳定性的稳定肌群,包括腹部和腰部深层小肌群(多裂肌、横突棘肌和深层短肌)。

4. 腰部脊椎的附属结构有哪些

腰部脊椎的附属结构包括腰椎周围的肌肉、韧带和小关节。腰椎周围的肌肉包括表层肌肉（腹直肌、腹外斜肌、腹内斜肌、竖脊肌和背阔肌）和深层肌肉（多裂肌、横突棘肌和深层短肌）；韧带包括前纵韧带、后纵韧带、黄韧带、棘间韧带和棘上韧带等；小关节即上、下关节突关节。这些结构共同维护腰部的稳定性。

5. 腰部脊椎的功能有哪些

腰部脊椎的功能主要包括稳定腰部和活动腰部（前屈、后伸、侧屈、旋转等）。

6. 哪些人群更容易发生腰痛

以下人群更容易发生腰痛：①体质差且较少参加体育锻炼者；②年长者；③从事重体力劳动者（如建筑工人、农民等）；④长期保持固定体位工作者（如汽车司机等）；⑤体重超标，过度肥胖者；⑥从事高强度运动者，如举重运动员；⑦吸烟者。

7. 什么是脊柱的负荷

脊柱的负荷是指脊柱某节段承受节段以上的体重、肌肉张力和外在负重的总和。不同部位的脊柱节段承受着不同的负荷。脊柱的负荷分为静态和动态两种。静态是指站立位、坐位或卧位时脊柱所承受的负荷及内在平衡，动态则指身体在活动状态下所施于脊柱的力，这些负荷需要椎体及相应的关节、韧带和肌肉共同承担。

8. 不同的体位对腰椎负荷有何影响

不同体位下腰椎承受的压力是不一样的。平躺时腰椎负荷最小，直立站立位，弯腰站立位，直立坐位，弯腰坐位腰椎负荷依次增大。

第一章 腰部解剖与功能

9. 为什么腰痛多发生在腰骶部

万丈高楼平地起,腰椎和骶骨是整个脊柱的"地基",许多活动都需要腰椎活动的配合才能完成;腰椎是整个脊柱中活动范围最大的部分,日常生活中经常需要借助腰椎的运动来完成一些动作,如弯腰、转身等;同时腰椎和骶骨是脊柱负重最大的部分,它们将腰部以上躯体的重量包括背重物和运动产生的力转移到骨盆和下肢,因此腰骶部是最容易出现劳损和外伤的部位,容易出现腰痛。

10. 腰痛的临床类型有几种

在临床上,腰痛按时间可分为急性腰痛和慢性腰痛。腰痛按病因可分为非特异性腰痛和特异性腰痛,其中特异性腰痛包括椎间盘源性腰痛、内脏源性腰痛、肿瘤源性腰痛、先天脊柱畸形所致的腰痛等,非特异性腰痛则是指一类临床检查或者影像检查没有发现腰骶部结构确切改变的腰痛的总称。

11. 椎间盘的结构是怎样的

椎间盘由3部分组成:纤维环、髓核和分布在上、下椎骨之间的透明软骨板。椎间盘与上、下两个椎体共同组成一个微小活动关节,这种多个微小可动的腰椎关节联动可使腰椎做灵活的屈伸、旋转运动。

12. 椎间盘有神经吗

椎间盘侧面、纤维环以及后纵韧带、椎骨骨膜等处有神经分布,而椎间盘内的髓核则没有神经进入。

13. 椎间盘有什么作用

椎间盘是处于两块椎骨之间可调节高度的"弹簧垫",可起到缓冲的作用。例如人们在跳跃或活动过程中,椎间盘使椎体之间保持相互分

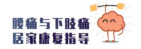

离,如同"减震器"一样,缓冲、吸收跳跃过程中产生的震荡作用,避免椎体与椎体的直接碰撞,保护中枢神经不受冲击。

14. 腰椎间盘突出症有几种类型

腰椎间盘突出症包括以下几种类型:①腰椎间盘膨出;②腰椎间盘突出;③腰椎间盘脱出(也称游离型),三种类型的严重程度从①到③依次递增。

15. 什么是神经根

神经根泛指周围神经与脑或脊髓的连接部,是人体各种反射活动必须要经过的部位;临床上习惯把神经根特指为脊神经根。每一对脊神经都有一对前根和一对后根。前、后根在椎间孔处汇合为脊神经。前根属运动性,后根属感觉性。所以神经根受损后,可出现感觉或(和)运动功能障碍。

16. 椎间盘为何往往向后突出

椎间盘向后突出有三个原因:①椎间盘后外侧的纤维环本身比较薄弱,对椎间盘的支持作用较小;②椎间盘前方的前纵韧带较后方的后纵韧带宽,后纵韧带对椎间盘的加固性降低;③我们在日常生活中弯腰的时间较多,导致腰椎间盘的前方压扁而后方突起,长时间的挤压导致后方的纤维环受力较大。

17. 什么是马尾神经

在脊髓圆锥以下的腰骶神经根称为马尾神经,马尾由腰2~腰5,骶1~骶5及尾节发出的共10对神经根组成。

第一章　腰部解剖与功能

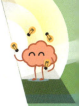

18. 什么是坐骨神经

坐骨神经是人体最粗大的神经，起始于腰骶部的脊髓，穿过骨盆，抵达臀部，然后沿大腿后面下行到脚。坐骨神经在膝盖后方位置分成胫神经和腓总神经两条神经，控制小腿及脚的全部肌肉以及除隐神经支配区以外的小腿与足的感觉。

19. 什么是股神经

股神经来自腰2~腰4，通过腹股沟到大腿后分为3支神经，分别称为：①股四头肌肌支；②隐神经，控制小腿前内侧面至足的内侧缘；③前皮支，控制大腿前面。

20. 椎间盘的营养如何获得

胎儿时期椎间盘的营养主要靠椎体的血管穿过软骨板供血，出生后血管退变，25岁以后就完全闭塞，营养主要靠软骨板渗透，纤维环表层有小血管供应，因此椎间盘损伤时不易修复。

（林彩娜）

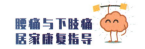

第二章 常见腰部疾病的诊疗与康复

一、腰背肌筋膜炎

1. 什么是肌筋膜炎

肌筋膜炎是一种临床常见而又常被忽略或误诊的痛症，又称肌筋膜疼痛综合征、肌纤维组织炎，是指因寒冷、潮湿、慢性劳损而使肌筋膜或肌组织发生水肿、渗出及纤维性变而出现的一系列临床症状。

2. 腰背肌筋膜包括哪些

腰背肌筋膜分为浅层和深层，浅层覆盖骶棘肌浅面，深层位于骶棘肌之前与腰方肌之后，上部增厚形成腰肋韧带。腰背肌筋膜浅深两层在骶棘肌外侧融合，形成腹内斜肌及腹横肌的起点。

3. 肌筋膜炎常见的病因有哪些

肌筋膜炎的病因较多，但确切原因尚不清楚，一般认为与以下几种因素有关：①损伤，不同程度的损伤均可引发肌筋膜炎，肌肉筋膜受损后，未及时治疗或治疗不彻底，组织逐渐纤维化后瘢痕收缩，可引起疼痛。②寒冷或潮湿环境，寒冷或潮湿环境影响肌肉筋膜的营养与代谢，时间长了会导致疾病。肌筋膜炎一般在冬季或春季多发，如晚上睡在潮湿、寒冷的地板上，早上起来可能会发生局部疼痛。③感染，某些病毒感染，如流感病毒，麻疹病毒等可能引起肌筋膜炎，导致腰腿酸痛。④精神紧张，

第二章　常见腰部疾病的诊疗与康复

疼痛使患者精神紧张，精神紧张会导致肌肉张力增加甚至痉挛，产生疼痛－痉挛－疼痛的恶性循环。⑤肌筋膜炎可能与风湿病有关：风湿病患者腰痛时腰部肌肉可出现纤维组织炎的表现。

4. 腰背肌筋膜炎的临床表现有哪些

一般来讲，患此病的人都有急性软组织创伤史，长期保持固定姿势工作或劳动强度较大，长期居住在寒冷、潮湿的地区等。得病后主要表现为腰背部（有时包括臀部）弥漫性钝痛，尤其以两侧腰肌及髂嵴上方更为明显。有些患者除了局部疼痛外，还会出现局部发凉、皮肤麻木、肌肉痉挛和运动障碍等表现，严重者可影响步行和日常生活活动。

5. 腰背肌筋膜炎疼痛的特点

腰背肌筋膜炎疼痛的特点是疼痛呈持续性，早上起来重，白天轻，傍晚又重，长时间不活动或活动过度均可诱发疼痛，且病程长，常因劳累及气候变化而发作。患者常能在广泛的痛区明确指出最痛点（激痛点）。按压该痛点时，疼痛向邻近部位扩散。可触及骨骼肌压痛紧张带，弹拨紧张带可引起局部抽搐反应。

6. 腰背肌筋膜炎如何进行治疗

腰背肌筋膜炎的治疗原则是减轻疼痛，缓解肌肉的持续收缩，改善周围的血液循环。

针对病因，急性期以卧床休息为主，同时可以配合口服非甾体抗炎镇痛药；或可在局部痛点注射治疗，效果比较明显。一般不主张推拿按摩及运动疗法，但应坚持适量的日常生活活动。

慢性疼痛患者可予以推拿按摩，物理因子治疗，运动疗法等综合治疗。对于平时伏案久坐的人群，居家康复与功能训练是最有效的防治腰背肌筋膜炎的手段。

7. 腰背肌筋膜炎患者如何进行居家康复与功能训练

腰背肌筋膜炎患者居家康复与功能训练要根据自身的情况进行,包括简单的脊柱屈曲体操和脊柱伸展体操。通过主动的脊柱屈伸活动,腰背肌筋膜受到拉长和活动,增强了腰背肌筋膜的柔韧性,从而起到缓解疼痛和改善功能的作用。

(1)双膝触胸:仰卧位,屈髋屈膝,用力缩紧腹肌,并使腰背紧贴床面,然后双手抱持双膝,使之接近胸部,并维持30秒左右,再慢慢回到起始位置,放松,重复10次。

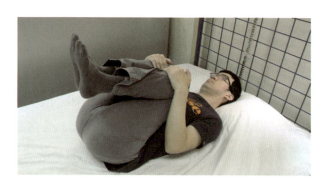

(2)摸脚尖:坐位,双腿伸直,双手平举,用力收缩腹肌,使上半身前倾,双手触及脚尖,并维持30秒左右,再慢慢回到起始位置,重复10次。

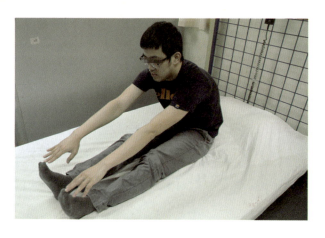

（3）平背运动：仰卧位，屈髋屈膝，双手放在身体两侧，收缩腹肌和臀肌，使腰背紧贴床面，维持5秒后放松，重复10次。

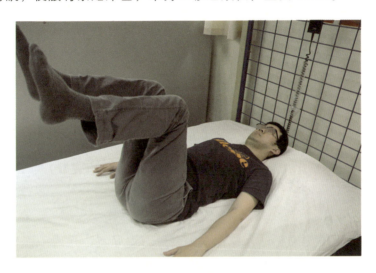

（4）仰卧起坐：仰卧位，屈髋屈膝，双手上举，用力缩紧腹肌，使上半身离开床面直到坐起，重复5~10次。

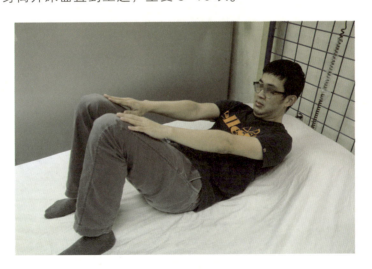

（5）弓腰运动：跪卧位，收缩腹肌，使腰部向上弓起，并维持30秒左右，再慢慢回到起始位置，重复10次。

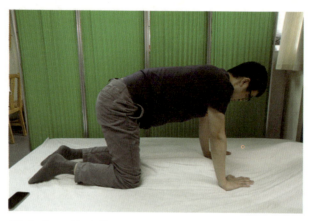

（6）下蹲起立：站立位，双脚分开与肩同宽，足跟不能离地，脊柱呈"C"形弯曲，头低下，慢慢下蹲，双手垂直向下，手指指向并触及地面，然后慢慢起立，回到起始位置，重复10次。

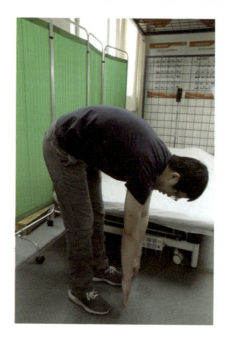

第二章 常见腰部疾病的诊疗与康复

脊柱伸展体操,可使腰椎前凸,降低椎间盘内压,改善腰椎稳定性。

(1)立正挺腰:站立位,双手从后方努力缓慢地向前托腰,坚持3秒后回到起始位置,重复10次。

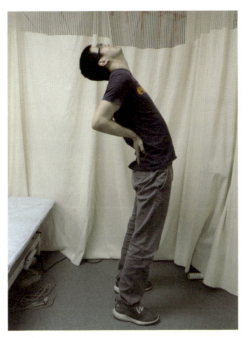

(2)桥式运动:仰卧位,屈髋屈膝,双手置于身体两侧,吸气后呼气,缓慢挺腰,抬起臀部后缓慢放下,吸气,重复10次。

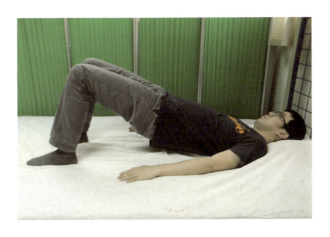

（3）俯卧抬上半身：俯卧位，两手臂后伸，吸气后呼气，抬起上半身后缓慢放下，吸气，重复10次。

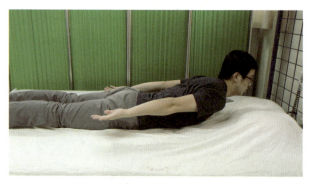

（4）俯卧抬腿：俯卧位，双腿伸直，交互将左、右腿抬高，重复10次。

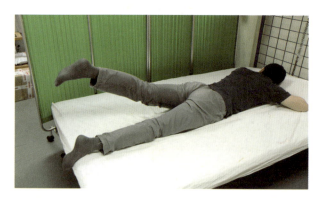

（5）飞燕运动：俯卧位，两手臂后伸，上半身和下肢抬起并同时后伸，膝不能屈曲，维持5秒，重复10次。

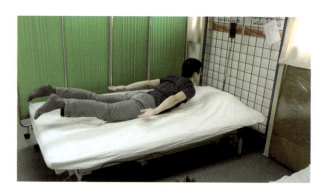

第二章 常见腰部疾病的诊疗与康复

8. 腰背肌筋膜炎患者为什么要注意保暖

人体受到风、寒、湿的影响，身体温度突然下降，血管收缩，气血运行不畅，经络阻滞，影响肌肉筋膜的营养与代谢，刺激神经感受器而引起或加重疼痛，所以腰背肌筋膜炎患者要注意保暖。

（闵　瑜　杨　文）

二、急性腰扭伤

1. 什么是急性腰扭伤

急性腰扭伤俗称"闪腰岔气"，是指腰骶、骶髂或腰背部两侧的肌肉、筋膜、韧带、关节囊及滑膜等软组织的一种急性损伤，可发生于任何年龄，以青壮年及体力劳动者多见；另外，经常坐办公室的白领，缺乏长期有规律的锻炼，导致肌肉松弛，韧带弹性下降，也容易造成急性腰扭伤。急性腰扭伤患者表现为伤后腰部一侧或两侧剧烈疼痛，持续不减，腰椎各方向活动明显受限，深呼吸、咳嗽及用力排便时疼痛加重，个别患者伤后疼痛不重，但休息一夜后腰部剧痛。

2. 急性腰扭伤是怎么造成的

急性腰扭伤大多由于体位不正，弯腰提取重物时用力过猛，或弯腰时突然转身，导致腰部肌肉强烈收缩，从而引起腰部肌肉、韧带、筋膜或腰椎小关节过度扭转，甚至撕裂关节囊或导致腰椎小关节错缝。腰部活动范围过大、过猛时，腰椎小关节受到过度牵拉或扭转，可使滑膜嵌插于关节内，导致脊椎活动功能受限。造成急性腰扭伤的主要原因有：

①姿势不正确；②动作不协调；③突然失足；④猛烈提物；⑤活动前没有热身；⑥肢体超限度负重或活动范围过大等。

3. 急性腰扭伤有哪些症状

腰痛、腰部活动受限与局部压痛是急性腰扭伤的主要症状：①腰痛，轻者伤时疼痛不明显，数小时后或第二天症状加重；严重者腰部当即呈撕裂样疼痛，不能坐立、行走，疼痛有时可牵涉一侧或两侧臀部及大腿后侧。②腰部活动受限，腰部活动明显受限，行走时常需用手支撑腰部，卧位时难以翻身；腰肌呈紧张状态，常见一侧肌肉高于另一侧；严重者有时出现脊柱腰段生理性前曲消失，甚至出现侧弯。③局部压痛，损伤早期，绝大多数患者有明显的局部压痛，多位于腰骶关节。

4. 如何鉴别急性腰扭伤和腰椎间盘突出症

	急性腰扭伤	腰椎间盘突出症
腰痛	是	是
臀部及大腿放射痛	是，痛不超过膝盖	是，痛可超过膝盖
感觉、肌力减退等神经根症状	否	是

5. 急性腰扭伤需要做哪些检查

急性腰扭伤做检查时一般需要定位压痛点和确定其性质，同时检查下肢的运动、感觉和反射情况，结合腰椎X线正位、侧位和斜位片进行确诊。

6. 急性腰扭伤如何居家治疗

急性腰扭伤发生后，正确及时地进行居家治疗，可缓解疼痛，帮助患者康复，减少慢性劳损发生的可能。

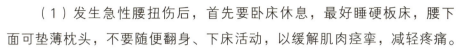

第二章　常见腰部疾病的诊疗与康复

（1）发生急性腰扭伤后，首先要卧床休息，最好睡硬板床，腰下面可垫薄枕头，不要随便翻身、下床活动，以缓解肌肉痉挛，减轻疼痛。

（2）在损伤后急性期（24小时内）适宜冰敷，冰敷可使受伤处的血管收缩，防止渗血；另外，冷敷还对神经末梢有镇痛作用。可将冰块用毛巾裹好，敷在疼痛部位。急性期过后可用热毛巾热敷，以促进血液循环，加速水肿、血肿的吸收。

（3）急性腰扭伤后会出现小腿或足部的疼痛、麻木，这有可能是急性腰椎间盘突出症的症状，出现这种情况或伴随其他症状，同时疼痛非常严重，都应该及时去医院检查，以免延误治疗。

7. 如何预防急性腰扭伤的发生

为了避免急性腰扭伤给患者带来的痛苦，生活和工作中要积极地预防，需要做到以下几点。

（1）注意饮食和运动，肥胖者需要减肥，因为腰部几乎支撑着整个上半身的重量，负重非常大，而且椎体若长期处于过重的负荷状态，会使椎体骨质增生和椎间盘提前退化，导致腰部容易扭伤。

（2）搬运重物时注意姿势要正确，避免弯腰时用力，如扛、拾重物时要尽量让胸、腰部挺直，髋膝部屈曲，起身时以下肢用力为主，站稳后再迈步，搬、提重物时应取半蹲位，使物体尽量贴近身体。

（3）加强保护措施：在做重体力劳动时可以使用护腰围，将腰部束紧，以协助稳定腰椎，增加腹压，增强肌肉工作效能。在寒冷潮湿的环境中工作后，应洗热水澡以祛除寒湿，消除疲劳。

（4）增强体质，提高腰肌耐力，进行腰肌和腹肌训练。

8. 急性腰扭伤患者何时开始功能训练

急性腰扭伤患者建议疼痛明显缓解后，可开始腰背肌肉力量训练。下面介绍三种简单的腰背肌肉力量训练方法。

（1）头、上肢及背部后伸：俯卧位，两手臂紧贴于躯干两侧伸直，上半身抬起，重复10次。

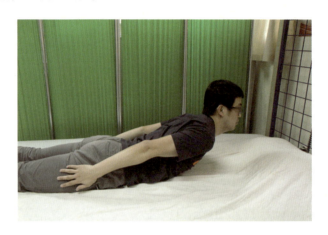

（2）伸髋运动：基本姿势同前，下肢绷直往上抬，重复10次。

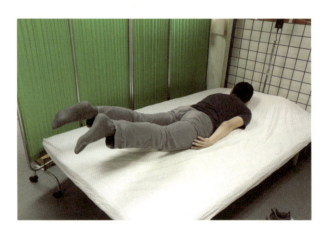

（3）飞燕运动：详见本章相关内容。

9. 如何诊断急性腰扭伤

（1）受伤时腰部多有较大幅度的活动，腰痛明显，多为刀割样疼痛或跳痛、刺痛，受震动时疼痛明显加重。

（2）腰部活动明显受限，腰部多被迫限制于某一体位。

（3）腰部 X 线片除可见有脊柱侧弯以外，无其他特殊变化。

10. 急性腰扭伤的治疗方法有哪些

急性腰扭伤以非手术治疗为主，主要有以下几种。

（1）物理因子治疗：急性期可使用冰敷或冷空气局部理疗，避免任何温热的治疗。24 小时后可使用超声波、红外线、电疗、磁疗等物理因子治疗方法。

（2）手法治疗：24 小时后疼痛缓解，可使用正确的手法进行局部治疗，以便加速局部血液循环，纠正腰椎小关节错位，解除小关节的滑膜嵌顿，减轻软组织痉挛，从而缓解疼痛。

（3）针灸治疗：针灸能够改善局部血液循环，促进代谢，有利于消除急性腰扭伤引起的炎症、水肿，能促使神经体液成分的改变和神经介质的释放而达到镇痛的目的。常用的穴位为水沟、后溪、委中、阿是穴、腰阳关、大肠俞、膈俞等。

（4）药物治疗：常用的药物有口服非甾体抗炎镇痛药，中药或非甾体抗炎药局部贴敷。

（5）综合疗法：目前综合疗法是治疗急性腰扭伤的最常用的方法，各种治疗方法取长补短，互为补充，可加速患者康复。

11. 如何运用推拿治疗急性腰扭伤

运用推拿治疗急性腰扭伤是以疏通经络，调和气血，活血散瘀，解除痉挛，消肿镇痛，理筋正骨，分离粘连为原理，促进血液循环和新陈代谢，使机体尽快恢复正常的解剖结构和生理功能，具体包括以下几种方法。

（1）揉法：以右手掌根紧贴在腰部压痛处做旋转按摩，往返 3~4 遍，幅度由小到大，压力由轻到重，使力量到达深部软组织，约 5 分钟。

（2）点按：在按摩的基础上，用拇指指腹按压疼痛点和腰阳关、

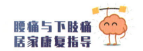

肾俞、委中等穴位,以感觉酸胀为度,再弹拨疼痛点,手法宜柔和深沉,使力量直达深部组织。按压时需要让患者间歇性放松,使局部恢复血液循环,以免加重损伤。

(3)推揉舒筋法:以掌根或小鱼际肌着力,在腰部病变部位做半环揉压。从上至下,先健侧后患侧,边揉边移动,使腰部皮肤感到微热为宜(约2分钟)。然后再将掌根紧贴患者腰部皮肤,掌根用力,沿脊柱两侧做鱼摆尾式推揉,由下而上,先健侧后患侧,重点放在患侧。反复推揉8~12次。

推拿手法各有功效,若患者疼痛局限则以点按为主,若疼痛广泛则以弹拨、点揉为主,各种手法配合得当,效果更好。

12. 急性腰扭伤是否需要卧床休息

对外伤引起的急性腰扭伤,卧床休息是最基本的治疗方法,但可进行简单的不引起疼痛加重的日常活动。床铺宜选用加有10厘米厚棉垫的硬板床,取自由舒适体位,以不引起疼痛为宜。对疼痛严重者应该延长卧床时间。若疼痛持续,需要排除是否存在腰椎间盘突出或脱出,有没有腰椎不稳或滑脱等情况。

(闵 瑜 郭凯锋)

三、慢性腰肌劳损

1. 什么是慢性腰肌劳损

慢性腰肌劳损是指腰部肌肉、筋膜、韧带等组织的慢性疲劳性损伤,又称腰三横突综合征、腰背肌筋膜炎等。本病好发于体力劳动者和长期静坐缺乏运动的人员。随着年龄的增长,机体的退化,许多老年人也容

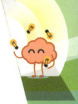

第二章 常见腰部疾病的诊疗与康复

易产生慢性腰肌劳损。

2.慢性腰肌劳损常见的病因有哪些

引起慢性腰肌劳损的主要病因是长期腰部负重、弯腰，或长期维持某一姿势等，引起腰背肌肉、筋膜劳损；或腰部肌肉急性扭伤之后，没有得到及时有效的治疗，或治疗不彻底，或反复损伤，迁延而成为慢性腰痛；或腰椎有先天性畸形和解剖结构缺陷，如腰椎骶化、腰椎先天性隐性裂、腰椎滑脱等，引起腰段脊柱平衡失调，腰肌功能下降，造成腰部肌肉筋膜的劳损。其病理表现为肌筋膜渗出性炎症、水肿、粘连、纤维变性等，刺激脊神经后支而产生持续性腰痛。

3.慢性腰肌劳损是怎么产生的

慢性腰肌劳损是一种累积性损伤，在人群中广泛存在。

腰部受伤后未能完全治愈或者反复损伤导致腰肌筋膜无法完全修复，导致腰肌局部存在慢性无菌性炎症，肌纤维变性或瘢痕化，刺激神经引起腰痛，例如从事重体力工作的人群或运动员容易因此而造成慢性腰肌劳损。

长时间弯腰工作或腰部一直固定于同一体位容易导致肌肉、筋膜及韧带持续牵拉，使肌肉内的压力增加，血液供应受阻，产生大量乳酸，无法正常代谢，导致组织变性、增厚及挛缩，并刺激相应的神经而引起慢性腰痛，例如长时间坐位办公的人群是此种原因导致慢性腰肌劳损的主要人群。

4.慢性腰肌劳损引发的疼痛有什么特点

（1）有长期腰背痛或胀痛史，发作时轻时重，而且迁延日久、反复发作。腰背痛、容易疲劳是慢性腰肌劳损的一大标志。而且此种类型的酸痛往往久坐、久站甚至久卧后就会出现。但是，这种腰背痛同时也

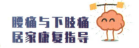

具有容易恢复的特点，经过短时间休息或变换舒适体位后，症状会明显减轻。

（2）因天气、地域的变化而疼痛程度改变。在较低的气温或者寒冷的气候环境下，慢性腰肌劳损发作的频率、疼痛程度均有所提升，且病程较长；在潮湿、阴冷的地域环境下，慢性腰肌劳损发作的频率、疼痛程度也有所提升。

（3）腰痛喜暖喜按。在温暖的气温环境下，或者局部得到热敷、热疗后，疼痛往往可以很快缓解；另外，通过适当的按摩，让气血得到有效疏通，慢性腰肌劳损的症状也会大大减轻。

5. 如何预防和治疗慢性腰肌劳损

慢性腰肌劳损作为一种常见的慢性疾病，困扰着很多人。许多便捷、简单的方法就能起到非常好的居家预防和治疗作用。

（1）经常开窗通风，保持室内干燥，常晒被褥、床垫等，都能有效地预防慢性腰肌劳损。

（2）按时作息，避免房事过劳。

（3）尽量避免洗冷水澡，特别是出汗后禁止洗冷水澡。

（4）合理膳食，尽量少吃生冷、冰冻、助湿的食物。

（5）睡软硬适中的床垫。

（6）加强腰背肌肉锻炼：特别是一些长期坐着工作的人，腰背肌肉比较薄弱，容易损伤，故应有目的地加强腰背肌肉的锻炼，如做一些前伸、后仰、左右侧弯、腰部旋转等动作，使腰背肌肉发达，韧带加强，肥胖者应通过减肥来减轻腰部负担。

（7）生活体位：从生物力学角度看，在日常生活中各种动作均有正确与不正确之分，如看书、取物及日常坐姿等，如果体位不良，不仅增加发生慢性腰肌劳损的机会，而且易使腰椎间盘内压力升高，增加腰痛的发病率。不要长时间站立或久坐，站久了可以蹲一蹲，使腰部肌肉

第二章 常见腰部疾病的诊疗与康复

放松一下。

（8）运动体位：各种运动项目都有相应的要求，包括大运动量开始前的准备工作，均要遵照执行，尤其在比赛前及比赛中，切忌不按规定要求进行。日常锻炼也应如此，如跑步运动应先慢跑，待身体适应后再快跑。

（9）纠正姿势：要养成良好的站直、坐正、睡平的习惯。①站直，站立时要收腹挺胸，下肢伸直，两眼平视前方。②坐正，坐在有靠背的椅子上，双髋、双膝屈曲呈90度，腰椎和靠背之间尽可能贴紧，不留空隙，以减少腰椎的前屈。③睡平，睡觉时尽量平卧，枕头不要太高，以8~10厘米高为宜，头部保持自然仰伸位最为理想。

建议睡眠姿势为仰卧位，床垫不宜过软，膝盖下可放置一小枕头使双腿稍屈曲，这种姿势下全身最为放松。对不习惯仰卧者，也可以采用侧卧位，双腿稍往前屈曲，一般不建议采用俯卧位睡姿。

（10）少穿高跟鞋：许多爱美的女士喜欢穿高跟鞋，穿上高跟鞋后，腰部受到的压力比较大，且鞋跟越高腰部压力越大，因此建议减少穿高跟鞋的时间或者尽量避免穿高跟鞋。

（11）避免腰部受寒：寒冷的刺激会引起腰部周围的小血管收缩、肌肉痉挛，从而增加腰部的压力，引发或者加重慢性腰肌劳损；同时，寒冷可以降低疼痛阀，即降低机体对于疼痛的耐受性，使得症状更加明显。

6. 慢性腰肌劳损有哪些治疗方法

慢性腰肌劳损的治疗方法一般分为物理治疗和药物治疗两种。

（1）物理治疗：在家中可以用热毛巾敷于腰部肌肉劳损处，让肌肉放松；或者选择其他人辅助按摩放松腰部肌肉，或选择舒适体位放松劳损肌肉。症状缓解后可进行居家姿势训练和腰背肌肉力量训练预防劳损复发。

（2）药物治疗：药物治疗又分外用和内服两类，外用涂抹的药膏，医院大多选用辣椒碱软膏、扶他林乳胶剂等。内服药一般选择芬必得、扶他林片等非甾体抗炎镇痛药。建议在医生指导下用药，切勿盲目购买。

7. 慢性腰肌劳损患者如何自我保健

建议慢性腰肌劳损患者进行适当运动，通过增加腰部肌肉的强度和腰椎的灵活度来缓解慢性腰肌劳损的症状，降低复发率。

（1）五点支撑法：早晨起床前或晚上睡觉前，仰卧位，双膝屈曲，以足跟、双肘、头部作为支点，使臀部离床，腹部前凸如拱桥，稳定2~3秒，然后缓慢放下，一起一落为一组动作，开始时可不勉强难度和数量，循序渐进，直到能连续做20~30组为佳。

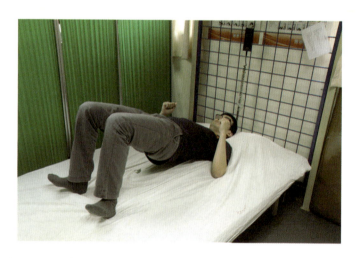

（2）飞燕运动：详见本章相关内容。

（3）散步：最好采用慢速（每分钟60~70步）或中速（每分钟80~90步）摆臂散步（即步行时两臂用力向前或向后摆动），每次30分钟至1小时。距离逐渐增加。散步最好选择在户外空气新鲜的地方进行，在散步时，切忌匆忙，步伐应该轻松，从容和缓，状如闲庭信步。

（4）游泳：游泳对预防和治疗慢性腰肌劳损、缓解腰痛有着很好的作用。游泳时,需凭借自身肢体的动作和水的相互作用协调完成,腰背肌肉松弛交替有规律地进行,腰背肌肉力量就能得到很好的锻炼。

(5)倒走:其根本就是作为反向运动,能有效强制人体重心后移,使向前行走得不到充分活动的脊椎和背肌受到锻炼,从而矫正脊柱的过度弯曲。倒走时要选择在安全的地带,穿平底鞋小步子慢走,最好有家人在一旁保护。

(闵 瑜 周海旺)

四、棘上和棘间韧带损伤

1. 什么叫棘上韧带损伤

棘上韧带损伤又称棘上韧带炎,指人在弯腰劳动、搬抬重物时膝关节缺乏弯曲姿势,突然遭受外力或负重时,腰部肌肉力量不够而引起棘上韧带的急性损伤,从而导致腰背痛和活动障碍的一种疾病,多见于青壮年体力劳动者,为多发病。若治疗不彻底,常会迁延成慢性腰肌劳损,引起腰背痛。

2. 棘上韧带损伤有哪些表现

棘上韧带损伤主要表现为以下三大症状。

(1)疼痛:患者腰背部中线处多有疼痛,轻者酸痛,重者可呈断裂样、针刺样或刀割样疼痛,弯腰时疼痛加重,后仰时减轻。

(2)活动受限:腰部活动明显受限,以腰部前侧弯及旋转活动受限更为明显,后期可减轻。

(3)压痛:在损伤的棘上韧带处有明显的压痛。

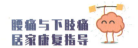

3. 什么叫棘间韧带损伤

棘间韧带位于两个椎骨的棘突之间，在棘上韧带的深部。常因脊柱突然过度牵拉而造成棘间韧带损伤，产生腰背痛，多见于长期弯腰工作者。

4. 棘间韧带损伤有哪些表现

患者脊柱棘突之间有明显深部胀痛，活动受限，翻身坐立及行走困难，常保持一定的强迫姿势。患者不敢做脊柱旋转动作，卧床多取脊柱伸直位侧卧，行走时脊柱呈僵硬姿势。

5. 棘上和棘间韧带损伤如何治疗

（1）急性损伤者应卧床休息，减少弯腰活动，保证组织正常修复。

（2）局部注射糖皮质激素可明显缓解症状，也可用护腰围进行制动，加快组织修复速度。

（3）推拿、理疗有一定疗效，可缓解继发性肌肉痉挛。

（4）病程长、非手术治疗无效者，可行筋膜条带修补术。

6. 棘上和棘间韧带损伤如何预防

（1）注意劳逸结合，避免长时间低头、弯腰，注意局部保暖。

（2）工作和日常生活中注意采用适当的姿势，从地上提起重物，应屈膝下蹲，身体尽量靠近物体，使其贴近腹部，避免弯腰搬重物。向高处放东西时，够不着不宜勉强，可垫高双脚。

（3）加强腰背肌肉的功能锻炼，如飞燕运动、桥式运动等，增强腰背肌肉、韧带的伸展性。

7. 棘上和棘间韧带损伤如何运动训练

棘上和棘间韧带损伤患者在疼痛缓解后，可根据自己的体质、年龄、

第二章 常见腰部疾病的诊疗与康复

程度选择适当的腰背肌肉运动训练方法,要遵循由易到难,幅度由小到大……的原则,可以选择下面这些运动训练方法。

(1)腰部前屈后伸：……双手叉腰,做前屈后伸运动,然后双臂从胸前上举,并尽力向后,呈伸展……。

(2)腰部两侧弯曲：双脚分开站立,双手叉……左弯曲运动。

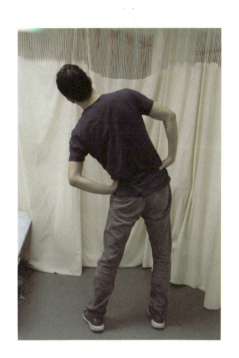

(3)腰部回旋：坐在方凳上,双脚自然分开,双手叉腰,使腰部做旋转运动,顺时针一圈,再逆时针一圈,如此反复,注意速度不要太快,如有眩晕应立即停止。

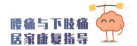

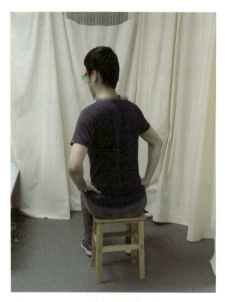

（4）五点支撑法：仰卧于平板床上，用头部、双肘及足跟撑起全身，使躯干离开床面。

（5）仰卧起坐：仰卧位，双手抱枕部，身体挺直，下肢贴紧床面，不能悬空，用腹肌的力量使人坐起，再躺下。如此反复。

（6）俯卧撑：俯卧在地上或床上，用手掌和脚尖着地，身体挺直，伸肘时身体抬起，再屈肘使胸腹部贴近地面，重复做数次。

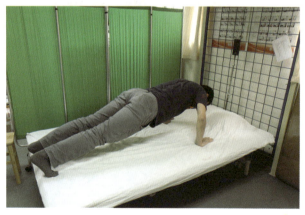

（7）飞燕运动：详见本章相关内容。

8. 急性棘上和棘间韧带损伤不宜采取哪些手段处理

棘上和棘间韧带损伤在急性期不宜行针灸、推拿以及腰部大幅度运动，有时甚至还会加重疼痛。

（闵　瑜）

五、第3腰椎横突综合征

1. 什么是第3腰椎横突综合征

第3腰椎横突综合征是临床常见的腰痛或腰腿痛的原因之一，因腰部受外力作用的影响，该处附着的肌肉撕裂、出血、瘢痕粘连、筋膜增厚挛缩，使血管神经束受到摩擦、刺激和压迫而产生的临床综合征。

2. 第3腰椎横突综合征有哪些表现

患者常表现为腰部一侧或两侧疼痛，疼痛程度、性质不一，早上起来、劳累、弯腰时加重，久坐站起困难，活动后略减轻。疼痛多呈持续性，部分患者疼痛向同侧棘突旁甚至臀部及下肢放射，重者不能仰卧、翻身、走路困难，但咳嗽、打喷嚏等对疼痛没有影响，少数患者有间歇性跛行。

3. 第3腰椎横突综合征的发病原因是什么

因为第3腰椎横突较长，当腰部突然前屈或侧弯时附着于第3腰椎横突周围的软组织容易受到牵拉撕裂造成损伤。另外，风、寒、湿外邪侵袭，局部出现肌肉痉挛，小血管收缩，影响到局部的代谢和营养，也是造成本病的原因之一。

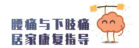

4. 第3腰椎横突综合征怎样与腰椎间盘突出症、腰背肌筋膜炎相鉴别

第3腰椎横突综合征	腰椎间盘突出症	腰背肌筋膜炎
第3腰椎横突末端处压痛明显，可出现臀部、大腿部的放射痛或麻木；劳累时加重，休息时减轻；咳嗽时不加重	臀部或腿部（可至小腿外侧或足背处）麻木或疼痛，可伴或不伴有腰痛；严重者会出现大、小便失禁，下肢无力；走路姿势可异常；咳嗽时加重	腰背部大面积疼痛，没有固定的痛点；劳累时加重，休息时减轻，晨起时加重，白天活动后减轻，傍晚复重；走路姿势可异常

5. 得了第3腰椎横突综合征该怎么办

如果疼痛严重可服用止痛药，最重要的就是休息，通过休息才可缓解症状。这里说的休息并不是躺在床上不动，而是要避免弯腰（侧弯、旋转）、负重、久坐。如果说由于生活或工作的原因必须负重或久坐那该怎么办呢？首先建议佩戴护腰围，保护软组织，缓解压力。其次，注意用力方式和坐姿，当腰部活动时尽量利用腿部活动代替腰部活动。最后一定要注意腰部保暖，尤其在疼痛发生时需要格外注意。

6. 第3腰椎横突综合征如何居家治疗

第3腰椎横突综合征患者在家中可采用热敷、推拿或自我牵引的方法治疗。热敷可以有效地缓解疼痛，例如使用热敷袋（热水袋、盐袋）、暖宝宝，注意温度不可过高，用干毛巾与皮肤相隔，禁止睡觉时热敷。

推拿对本病也有很好的疗效，可以起到放松肌肉，促进局部血液循环的作用。腰部自我推拿可在虎口处亦可在掌指关节处用力按揉或叩击疼痛部位。切忌让非医护人员做推拿，否则可能没治好腰痛反而会加重病情。

第二章　常见腰部疾病的诊疗与康复

自我牵引可以放松腰部肌肉，达到缓解腰部肌肉痉挛的效果。患者利用自身体重作为牵引力，使用双手或上肢将身体悬于高处，双脚离地，持续15~30秒，可重复多次，以舒适为佳，若出现任何不适应立即停止。

7. 如何预防第3腰椎横突综合征

避免负重和久坐是预防第3腰椎横突综合征的重要方法。如果无法避免负重，应尽量减轻一次负重的量，避免腰部发力，多利用腿部，负重完应及时休息，防止反复劳损。久坐时应每隔半小时起来活动1~2分钟，改变体位以缓解腰部疲劳，同时应注意坐姿，禁止含胸驼背坐在椅子上，禁止趴在桌上睡觉。注意腰部保暖，加强腰背肌肉力量训练。

8. 第3腰椎横突综合征如何进行运动训练

腰背肌肉力量可以通过各种运动训练来加强，下面介绍几种简单的方法。

（1）腹横肌运动：仰卧位，膝关节屈曲呈90度，正常呼气时主动将肚脐下降向脊柱用力，停留1~2秒还原，重复10次为1组，每天3组。

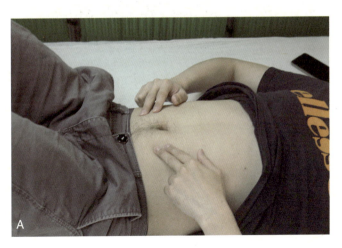

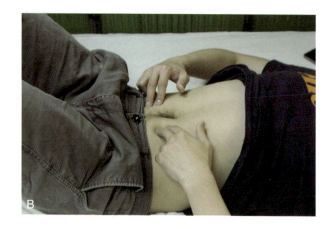

（2）桥式运动：详见本章相关内容。

（3）腹横肌运动：双手双膝支撑跪在床上，双手双脚与肩同宽，头与躯干呈一条直线，正常呼吸，呼气时主动将肚脐上抬向脊柱用力，维持2秒，重复10次为1组，每天3组。

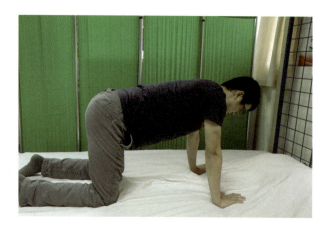

（4）飞燕运动：详见本章相关内容。

（5）侧桥运动：侧卧位，肘撑，肩、髋、踝呈一条直线，维持2秒，放松还原，抬起时呼气，下降时吸气，重复10次为1组，每天3组。

第二章 常见腰部疾病的诊疗与康复

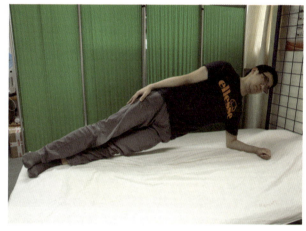

（6）平板运动：俯卧位，肘撑，肘关节屈曲呈90度，前臂平放在肩关节下方，头、肩、骨盆、髋、踝呈一条直线，维持2秒，重复10次为1组，每天3组。

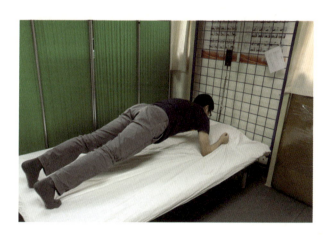

（7）两点跪位运动：双手双膝支撑跪在床上，双手双脚与肩同宽，抬起左手和右脚与身体尽量保持一条直线，维持2秒，重复10次为1组，每天3组。

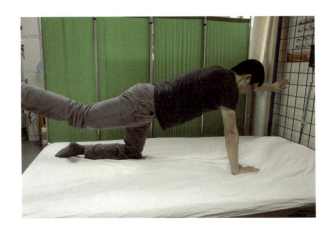

（8）旋转卷腹运动：仰卧位，膝关节屈曲呈90度，双手相握，一侧肩抬起的同时，卷曲脊柱，手伸向对侧腿，维持2秒，重复10次为1组，每天3组。

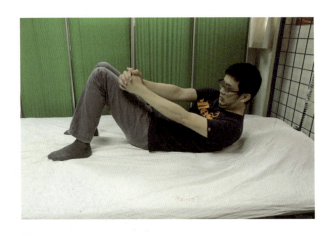

（9）抗阻下蹲运动：站立位，双脚与肩同宽，脚踝处用弹力带环绕拉紧，缓慢下蹲至膝关节接近90度，腹部收紧，维持2秒，重复10次为1组，每天3组。

第二章 常见腰部疾病的诊疗与康复

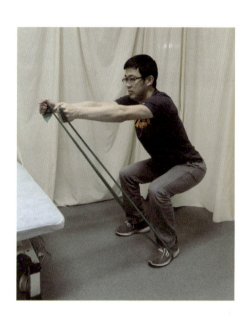

（10）反向卷腹运动：仰卧位，双手抓住一固定物体，双膝弯曲呈90度，呼气时卷动骨盆向上，臀部离开床面，维持2秒，重复10次为1组，每天3组。

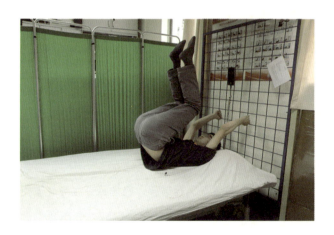

以上动作可根据自己身体的柔韧性选择，通过训练腰背肌等核心肌群，达到防治第3腰椎横突综合征的目的。

（王古月）

六、腰椎间盘突出症

1. 腰椎间盘为什么会突出

①随着年龄的增长，腰椎间盘过度活动或超负荷活动，逐渐出现退行性变；②日常生活中人们需要不断变换各种体位以缓解腰部应力完成工作，而长期处于单一体位不变可导致腰部微小的累积性损伤，容易诱发腰椎间盘退行性变；③机械应力过大也可加快腰椎间盘退行性变。腰椎间盘退行性变常为腰椎间盘突出症的先兆。

2. 什么是腰椎间盘突出症

腰椎间盘突出症是在腰椎间盘退行性变的基础上，在急性损伤或慢性劳损作用下，其纤维环破裂以致腰椎间盘膨出、突出或脱出，刺激和压迫神经根及其血管而导致腰痛伴或不伴下肢放射痛及感觉障碍等症状的一种疾病。

3. 腰椎间盘膨出、突出和脱出有什么区别

腰椎间盘膨出	腰椎间盘退行性变；外面的纤维环均匀超出椎体终板边缘；纤维环完整
腰椎间盘突出	腰椎间盘纤维环局部破裂，髓核经纤维环裂隙突出，在椎体后形成向椎管内的局限性凸起
腰椎间盘脱出	也称游离型；破裂突出的椎间盘组织或碎片穿破纤维环，游离到椎管内造成剧烈的疼痛，可压迫马尾神经，造成压迫平面以下感觉、运动功能减退

第二章 常见腰部疾病的诊疗与康复

4. 腰椎间盘突出症的常见诱因有哪些

①腹压突然升高，如剧烈咳嗽，用力排便等；②姿势不当，如弯腰时突然旋转腰部；③突然负重，腰部在未进行充分准备时突然增加负荷容易引起腰椎间盘突出症；④外伤，可不同程度地损伤纤维环、软骨板等结构，诱发退行性变的腰椎间盘突出；⑤职业因素，重体力劳动者和长时间处于同一体位者（如司机）容易发生腰椎间盘突出症。

5. 腰椎间盘突出症的常见症状有哪些

①腰痛伴或不伴下肢放射痛，腰痛是大多数患者最早出现的症状，常伴有麻木酸胀感，伴或不伴下肢放射痛，少数患者只有腿痛没有腰痛；②腰部活动受限，腰椎间盘突出症患者常常害怕做腰部活动，各个方向活动范围均受限，尤其以前屈受限最为明显；③脊柱侧弯，腰椎间盘突出症患者常常为了减轻疼痛而出现姿势性代偿，表现为腰椎向侧方弯曲；④步行时容易出现跛行，随着步行时间的延长有些患者可出现下肢疼痛、无力、间歇性跛行等症状，休息后疼痛症状可缓解，随着时间的推移，间歇性跛行症状会逐渐加重；⑤下肢出现感觉障碍，有些患者不会出现下肢疼痛，而仅仅出现下肢麻木、烧灼样感觉障碍。

6. 腰椎间盘突出症患者需要做哪些检查

磁共振成像（MRI）是腰椎间盘突出症首选的检查方法。MRI 可多方位成像，对解剖细节显示较计算机体层成像(CT)效果好，对于神经根受压和髓核突出等软组织结构细节变化较 CT 敏感。CT 虽然没有 MRI 敏感，但是 CT 也能清楚地显示腰椎间盘突出症的部位、大小、形态以及神经根、硬脊膜等受压的情况，对诊断腰椎间盘突出症的准确率也是较高的。腰椎间盘突出症如果时间较长，下肢神经受累症状较严重时需要进行肌电图检查，可确定神经变性的位置和程度，但是肌电图检查不是腰椎间盘突出症的首选检查方法，是一种辅助诊断检查方法。

7. 如何治疗腰椎间盘突出症

（1）急性期的治疗：若症状严重者可适当卧床休息，但要有规律地间歇性下地行走，若是无法站直可使用拐杖辅助。

（2）体位教育：可维持一些腰部伸展的体位（如俯卧位，使用枕头支撑腹部或用手肘或手掌支撑等）来促使腿部症状逐渐减轻，但是要注意如果症状没有缓解则应停止该动作，避免做使症状加重的动作。

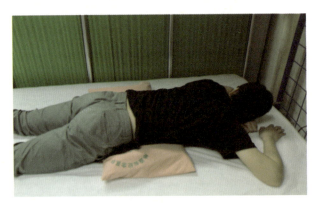

辅助伸展运动

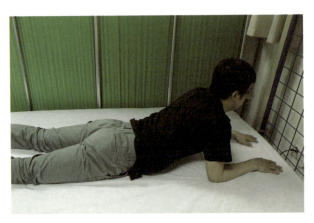

肘撑伸展运动

第二章　常见腰部疾病的诊疗与康复

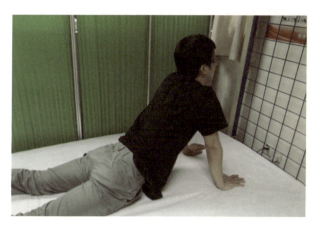

手撑伸展运动

（3）急性症状缓解后可以使用牵引、超短波、电疗、推拿、针灸等治疗方法，在此基础上还需要坚持功能训练。部分严重的患者需要考虑手术治疗。

8. 腰椎间盘突出症患者可以做哪些训练

常规的腰椎稳定性训练都可以进行，具体可参照本章第五节相关内容。要注意，如果训练中一旦出现症状加重，则应立即停止训练。

日常搬重物和坐位姿势可参考下图。

（1）使用髋铰链模式搬运重物，搬重物的过程中保持躯干中立，将重物靠近身体。

（2）保持坐位的过程中注意躯干的中立，不要弯腰驼背，也不要刻意过伸。

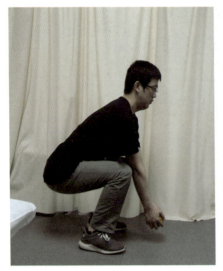
腰椎中立式搬物

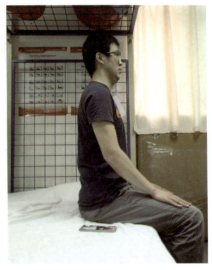
腰椎中立式坐姿

9. 如何预防腰椎间盘突出症

前面所提到的诱因都尽量避免，在此基础上还需勤锻炼。保持良好的运动习惯，每周进行3~4次的中等强度以上的体育运动。工作和生活中尽量避免长时间维持同一姿势，尤其要避免弯腰劳作，避免突然搬运重物等。

10. 为什么老年人的腰腿痛很少被诊断为腰椎间盘突出症

腰椎间盘突出症多发病较急，疼痛较为严重，而老年人的腰腿痛多为慢性疼痛，更多为其他原因引起的疼痛，因此较少被诊断为腰椎间盘突出症。

11. 腰椎间盘突出症与年龄、性别、职业、遗传有关系吗

腰椎间盘突出症与年龄、性别、职业有关，与遗传无关。一般腰椎间盘发育的高峰期在20岁左右，随着年龄的增长腰椎间盘容易出现退

第二章 常见腰部疾病的诊疗与康复

行性变从而出现腰椎间盘突出；腰椎间盘突出症可见于各行各业，但是长期伏案工作者，重体力劳动者和弯腰工作的人由于腰部局部肌肉长期处于紧张状态，容易产生累积性的微小损伤，因此更容易患上腰椎间盘突出症，男性相对于女性从事重体力劳动的概率更大，因此男性相对于女性更容易患腰椎间盘突出症。

12. 腰椎间盘突出症好发于哪些部位

在影像学检查中经常出现的报告结果提示腰4~腰5及腰5~骶1椎间盘突出。因为这个位置承受的压力最大，活动范围也最大，而且后面的保护韧带比前面的韧带窄，因此这个位置的腰椎间盘容易突出。

13. 为什么久坐、肥胖者容易得腰椎间盘突出症

（1）久坐的人由于长时间处于同一体位，疲劳的肌肉无法得到休息和放松，容易造成肌肉劳损；坐位时（特别是前倾坐姿）腰椎间盘承受的压力是所有体位中最大的，久坐的人坐姿容易变成前倾位或懒人坐姿，腰部没有靠背支撑，容易增加腰椎间盘内压从而导致腰椎间盘的退行性变，增加患上腰椎间盘突出症的可能性。

（2）肥胖者由于体重增加了腰椎相应肌肉、韧带和骨关节的负担，容易造成累积性损伤。

14. 腰椎间盘突出症如何与腰椎结核相鉴别

	腰椎间盘突出症	腰椎结核
疼痛	腰臀部疼痛，一般伴有下肢放射痛	只有腰及臀部的疼痛，早期很少有下肢放射痛
骨质破坏	无	有，X线可见；骨质破坏后可出现类似腰椎间盘突出症的脊椎畸形
低热、乏力、精神不振	无	有

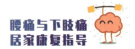

15. 腰椎间盘突出症如何与腰肌急性扭伤相鉴别

	腰椎间盘突出症	腰肌急性扭伤
疼痛	腰臀部疼痛，一般伴有下肢放射痛	腰肌痉挛，可出现暂时性脊柱侧弯
下肢放射痛	有	无
直腿抬高试验	阳性	阴性
运动、感觉异常	可出现	极少

16. 腰椎间盘突出症如何与腰椎肿瘤相鉴别

腰椎肿瘤多为继发性转移瘤，既往有肿瘤病史，疼痛多为突发性，无外伤史且疼痛与体位不相关，有体重明显减轻、食欲不振、乏力等症状。

17. 腰椎间盘突出症患者为什么要卧床休息

由于腰椎间盘在卧位时承受的压力最小，因此在急性期建议患者卧床休息。腰椎间盘突出症患者一般建议在硬板床上加一层厚棉垫，硬板床能保证腰部有足够的支撑，厚棉垫可使肌肉相对放松，减少腰椎负荷。

18. 腰椎间盘突出症的非手术治疗方法有哪些

腰椎间盘突出症的非手术治疗方法包括卧床休息、牵引治疗、手法治疗、物理治疗、药物治疗、注射治疗、针灸治疗、射频治疗和髓核化学溶解等。

19. 腰椎间盘突出症患者家里应常备哪些药物

（1）消炎镇痛药：常用非甾体抗炎镇痛药如芬必得。

（2）肌肉松弛药：如妙纳，可缓解肌肉痉挛。

（3）其他：甲钴胺等。

第二章　常见腰部疾病的诊疗与康复

请在专业医生指导下用药，切忌盲目购买。

20. 腰椎间盘突出症患者活动时为什么要佩戴护腰围

（1）急性腰椎间盘突出症患者，因局部的急性炎症反应和刺激，可有不同程度的肌肉痉挛，佩戴护腰围可增加对腰椎的支撑，减轻腰背肌肉的负担，起加强保护的作用。

（2）患者活动时佩戴护腰围可相对限制腰部的活动范围，特别是腰椎前屈的情况，避免腰部突然用力，保证损伤的腰椎间盘得以局部休息。

（3）合理使用护腰围，还可减轻腰背肌肉劳损，在松弛姿势下，减轻腰椎周围韧带负担，在一定程度上缓解和改善椎间隙内的压力。

21. 佩戴护腰围要注意什么

（1）护腰围的规格要与自身腰的长度、周径相适应，其上缘须达肋下缘，下缘至臀裂。

（2）护腰围后侧不宜过分前凸，以平坦或略向前凸为好。不要使用过窄的护腰围，以免腰椎过度前凸，也不要使用过短的护腰围，以免腹部过紧。

（3）一般可先试戴半小时，以不产生不适感为宜。

（4）佩戴护腰围总的持续时间不宜过长，当疼痛或神经根症状减轻时注意减少佩戴时间，增加腰背肌肉训练，以免时间过长造成腰背肌肉萎缩。

22. 腰椎间盘突出症患者要避免哪些不良姿势

（1）避免长时间处于同一体位，要定期更换体位使疲劳的肌肉得到休息。

（2）站立位工作时，可将一只脚踩在前方的小凳子上，髋关节、膝关节微屈，减少腰部劳损，一段时间后变换双脚的位置。

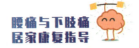

（3）坐位工作时，避免躯干前倾，最好是坐靠背椅，确保身体不前倾，如果没法调整座椅令腰部有足够承托，应在腰区放置一个小靠枕作为支撑；尽量避免坐矮凳子。

（4）搬运物品时，以屈膝代替弯腰，同时抱起重物时尽量使物品贴近自己。

23. 腰椎间盘突出症患者采取什么样的睡眠体位较好

一般建议腰椎间盘突出症患者采取平卧位，垫高小腿，髋关节和膝关节屈曲，可使髂腰肌完全放松，使椎间盘内压降至最低水平，这样有利于消肿和症状缓解；如仰卧位疼痛或不适感未见减轻，患者可根据自身情况选择使疼痛症状最轻的休息体位。

24. 引体悬吊对腰椎间盘突出症有效吗

引体悬吊属于牵引的一种形式，主要依靠自身的重量进行悬吊牵引，可放松腰背肌肉，增加椎间隙空间，有利于突出的腰椎间盘回缩，同时可以扩大椎间孔的空间，从而缓解或消除对神经根的压迫与刺激，对减轻下肢麻木和疼痛有较好的效果，是一种有效的治疗手段。

25. 腰椎间盘突出症患者什么时候做腰背肌肉训练最好

腰椎间盘突出症患者什么时候开始做腰背肌肉训练并没有明确的时间界限。一般而言，从卧床开始就可以进行训练，在急性期、疼痛较为明显、激惹性较高的时期可进行卧位简单的核心肌群训练，大肌群等长收缩训练；在亚急性期和慢性期，疼痛缓解或者激惹性降低时可增加训练的幅度和难度，总的训练原则为训练之后疼痛未见明显增加。

26. 哪些腰椎间盘突出症患者需要手术治疗

（1）腰椎间盘突出症反复发作超过半年，非手术治疗6周无效。

（2）首次剧烈发作出现下肢剧痛，患者侧卧屈髋屈膝甚至只能采取跪

（3）出现单根神经或马尾神经麻痹，有肌肉萎缩、直肠和膀胱症状，或感觉障碍进行性加重者。

（4）经影像学检查见突出物钙化较大、中央型或马尾受压、椎管和侧隐窝狭窄、椎管粘连重，不能排除占位性病变者。

（5）反复发作病情加重，对生活和工作影响较大的中年患者。

27. 孕妇得了腰椎间盘突出症该怎么办

孕妇由于在怀孕过程中胎儿逐渐增大，腹压随着增大，腰椎前凸角度逐渐增大，腹肌无力最终导致孕期出现腰痛或腰椎间盘突出症。因此建议女性准备怀孕前应进行腰背肌肉和腹部肌肉训练，特别是腰部核心肌群训练，以提高脊柱稳定性。如果在孕期得了腰椎间盘突出症的话，可进行适度的腰部肌肉牵伸和腹部肌肉力量训练等。

（林彩娜）

七、腰椎管狭窄症

1. 什么是腰椎管狭窄症

脊椎内部有一个纵行的管道叫作椎管，里面包裹着脊髓和马尾神经。当腰部椎管内的容积变小就称之为腰椎管狭窄症。

2. 腰椎管狭窄症分为哪几类

腰椎管狭窄症可分为3大类：①先天性腰椎管狭窄；②获得性腰椎管狭窄；③合并先天和获得性的混合腰椎管狭窄。

3. 引起腰椎管狭窄的原因有哪些

引起腰椎管狭窄的原因包括先天因素和后天因素。先天因素如骨发育异常；后天因素包括腰椎间盘突出或膨出，骨赘形成，黄韧带肥厚和椎管滑脱等退行性变造成腰椎管狭窄。

4. 腰椎管狭窄症常见的症状有哪些

腰椎管狭窄症常见的症状包括：①间歇性跛行；②慢性神经根压迫的表现；③相关受累下肢的感觉和运动障碍，包括疼痛、麻木、感觉过敏和乏力等。

5. 腰椎管狭窄症引起的腰腿痛有什么特点

腰椎管狭窄症除了出现神经根压迫造成的腰腿痛症状之外，最主要的特点是患者出现间歇性跛行，即行走一段时间后患腿部麻胀加重，但蹲下或坐下休息片刻后症状缓解或消失，仍可继续行走。

6. 出现间歇性跛行都是腰椎管狭窄症吗

腰椎管狭窄症可引起间歇性跛行，但不是所有的间歇性跛行都是由腰椎管狭窄症引起的。脉管炎、下肢动脉狭窄等也可引起间歇性跛行。

7. 腰椎管狭窄症和腰椎间盘突出症有什么关系

腰椎管狭窄症和腰椎间盘突出症像一对难兄难弟，经常合并存在。两种疾病都可以导致腰痛或者腰腿痛，出现相似的症状。腰椎间盘突出症可导致腰椎管狭窄症，但腰椎管狭窄症不都是腰椎间盘突出症引起的，椎体后缘骨刺、小关节增生肥大、黄韧带增厚等都是可引起腰椎管狭窄症的病因。

8. 腰椎管狭窄症如何治疗

腰椎管狭窄症的治疗包括非手术治疗和手术治疗。

第二章 常见腰部疾病的诊疗与康复

非手术治疗主要包括：①应用口服药物或者局部注射药物；②物理治疗，如利用手法按摩或者物理因子治疗等减轻症状，同时增加运动疗法，尤其是屈曲训练；③应用辅具，推荐使用护腰围和手杖。

手术治疗需要根据具体的病因选择合适的手术方式。

9. 先天性腰椎管狭窄为什么到中老年后才发病

先天性腰椎管狭窄患者不一定都有症状。随着年龄的增长，先天性腰椎管狭窄加上腰椎退行性变加剧了腰椎管狭窄程度，当狭窄达到一定程度压迫到神经才会出现症状。

10. 腰椎管狭窄症一定要开刀吗

腰椎管狭窄症不一定要开刀。所有的患者均建议先行保守治疗，相当一部分轻中度症状的患者可通过非手术治疗控制症状，病情不再进一步加重。

11. 腰椎管狭窄症能否预防

腰椎管狭窄症的病因有前面提及的后天因素如腰椎间盘突出症或者腰椎退化，因此预防措施应贯穿于日常生活中。在日常的生活中需采用正确的坐姿、站姿，避免不良的体位姿势，减少腰椎损伤，同时注重腰腹部肌肉的训练。

12. 腰椎管狭窄症采取何种体位卧床最好

腰椎管狭窄症一般采取侧卧位、下肢稍屈曲体位较为舒服，因为屈曲体位能相对增加椎管容积，减少对神经的压迫。

13. 腰椎管狭窄症在什么情况下需要手术治疗

当保守治疗无效且双下肢麻木症状逐渐加重，双下肢肌肉萎缩伴活动受限，对进一步非手术治疗失去信心时需要进行手术治疗。当具备手术指征时应及时手术，避免延迟手术导致病变过快。

（郑　杰）

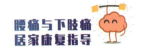

八、腰椎滑脱及脊柱裂

1. 什么叫腰椎滑脱

腰椎滑脱是指腰椎相邻椎骨之间出现相对位置的滑动。临床常见的腰椎滑脱有两类：①退变性腰椎滑脱，由椎间盘退行性变、椎间隙变窄后引起，也称假性滑脱；②腰椎椎弓峡部裂合并腰椎滑脱，由于椎弓上、下关节突之间峡部出现裂隙或者骨折，后部阻挡作用消失，椎体向前滑移，也称真性滑脱。

2. 腰椎滑脱的原因有哪些

引起腰椎滑脱的原因主要有以下 5 类：①发育不良，先天性腰椎椎弓峡部不连，或因腰骶椎发育缺陷、移行椎产生脊椎滑脱，不伴有腰椎椎弓峡部裂；②疲劳骨折或慢性劳损，由椎弓峡部崩裂导致脊柱不稳所致，在体操和举重运动员中发生率较高；③腰椎退行性变，长期持续的腰椎间盘退行性变、椎间不稳、韧带松弛，逐渐发展为腰椎滑脱，但腰椎椎弓峡部仍保持完整；④创伤，急性外伤，尤其是后伸性外伤容易导致腰椎椎弓峡部裂，多见于竞技运动员或劳动强度较大的搬运工；⑤病理性滑脱：肿瘤或炎症病变累及腰椎椎弓峡部、关节突，使椎体后结构稳定性丧失，从而发生病理性滑脱。

3. 腰椎真性滑脱和假性滑脱怎么区别

在腰椎椎弓峡部不连的基础上，患椎连同以上腰椎向前滑移，发生的腰椎滑脱叫真性腰椎滑脱。如无腰椎椎弓峡部不连，仅由于脊椎或腰椎间盘退行性变或其他原因使腰椎关节关系发生改变所引起的腰椎滑脱叫假性腰椎滑脱。

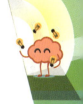

第二章 常见腰部疾病的诊疗与康复

4. 腰椎滑脱常见的症状有哪些

腰椎滑脱症多见于中老年人，由于腰椎发生相对位移，导致椎间稳定性改变，最主要的表现为机械性腰背痛，有时疼痛放射至骶髂部及臀部，站立、行走、弯腰、负重时疼痛加重，卧床休息时疼痛减轻，极少数重度患者可出现马尾神经受压迫症状。

5. 怎样发现腰椎滑脱

轻度的腰椎滑脱多无症状或有轻微的腰骶部疼痛，严重腰椎滑脱者常有腰椎神经根受牵拉或受压，类似于腰椎间盘突出症或腰椎管狭窄症的症状。要想明确自己是否得了腰椎滑脱，最好到医院检查。腰椎侧位片可清楚、直观地显示腰椎滑脱的情况，同时可以判断腰椎椎弓峡部是否完整及有无崩裂，对于腰椎滑脱及腰椎椎弓峡部裂的诊断有重要价值。

6. 腰椎滑脱如何治疗

腰椎滑脱的治疗方法很多，大多数患者可以通过非手术治疗得以缓解，尤其是儿童与青少年单纯性腰椎椎弓峡部裂，保守治疗可取得良好疗效。对于Ⅱ度以下的腰椎滑脱出现急性或慢性下腰痛的患者，首先都应先行非手术治疗，包括制动、休息、佩戴护腰围或支具、理疗、功能训练、药物治疗（包括非甾体抗炎镇痛药、中药、糖皮质激素封闭治疗等）等。

7. 什么叫脊柱裂和隐性脊柱裂

脊柱裂是胚胎发育过程中，椎管闭合不全引起的，可从较小的畸形（如棘突缺如或椎板闭合不全）到严重的畸形。有学者认为脊柱裂与妊娠早期胚胎受到化学性或物理性的损伤有关。因此，孕妇的保健对预防胎儿畸形是很重要的。

隐性脊柱裂是隐性椎管闭合不全中最为多见的一种，多见于腰骶部。绝大多数的隐性脊柱裂患者终生不产生症状。

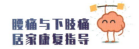

8. 脊柱裂和隐性脊柱裂有什么表现

脊柱裂主要的症状是脊髓、神经受损。病变位置不同，症状也不同。如病变在骶尾部可出现大、小便功能异常，患者表现为便秘，小便淋漓不尽或者尿潴留，严重者导致肾功能异常；病变在腰椎：患者表现为肌肉萎缩、下肢畸形，严重者可导致下肢瘫痪；病变在颈胸段：患者表现为上肢麻木无力、肌肉萎缩。

隐性脊柱裂是脊柱裂的一种类型，偶然在X线摄片时被发现，部分患者腰骶部皮肤有色素沉着，皮肤可有脐形小凹、毛发过度生长或合并脂肪瘤。症状主要有腰痛、小便障碍以及受累节段的脊髓与脊神经损害引起的下肢功能障碍。

9. 脊柱裂如何治疗

脊柱裂需要手术治疗。单纯脊膜膨出或神经症状轻微的其他类型，应尽早手术。如因全身情况等原因推迟手术，应对局部加以保护，尤其是脊髓外露者，应防止感染。手术原则是分裂松解四周的粘连，将突出的脊髓或神经根回纳入椎管，切除多余硬膜囊，封闭脊膜开口，修补裂孔两旁的筋膜和椎板缺损处。

10. 隐性脊柱裂如何治疗

单纯隐性脊柱裂而无症状者属正常变异，不需要治疗。疑有症状或神经刺激症状较轻者，可行保守治疗。包括休息、护腰围固定、针灸、理疗、局部注射、应用血管扩张药物等，多可缓解症状。更为重要的是加强腰背肌肉功能训练，以增强肌肉力量，提高脊柱的稳定性，借以代偿先天发育不足。若神经受压严重，症状顽固，经保守治疗无效，严重影响生活、工作或学习者，可进行手术矫治。

第二章 常见腰部疾病的诊疗与康复

11. 隐性脊柱裂为什么会引起腰痛

一般来讲,隐性脊柱裂较少导致腰痛,但脊柱裂严重者局部构造较弱(如椎板间的黄韧带、棘突之间的棘间韧带,棘突上的棘上韧带,部分腰背肌肉等),上述各韧带及周围肌肉缺乏附着点或附着不牢固,其张力及耐力均较正常弱,再因腰骶部活动多、负重大,故造成慢性腰肌劳损的机会就大为增加,故可产生腰痛。

12. 什么叫腰椎骶化

人的腰椎由5个互相分离的椎体构成,而骶椎的5个椎体则互相融合成为一块骶骨。腰椎骶化是指第5腰椎和第1骶椎融合为一体,两者的关节间隙消失,只剩下4个活动的腰椎,称为腰椎骶化。

13. 什么叫骶椎腰化

骶椎腰化是指第1骶椎演变成腰椎样形态,即第1骶骨从骶骨中游离出来形成第6腰椎。

14. 腰椎骶化和骶椎腰化有什么表现

腰椎骶化和骶椎腰化可不引起任何症状。腰椎骶化容易由于第5腰椎肥大的横突与髂骨之间空隙变小或形成假关节,对附近软组织产生刺激,压迫腰5神经后侧支和产生神经根刺激症状;如果与骶骨部摩擦,容易产生继发性滑囊炎。骶椎腰化时腰椎数目增加,腰椎活动范围加大,稳定性减弱,加重腰部肌肉、韧带的负担,使得腰部肌肉、韧带容易发生劳损,加大发生外伤的机会;严重的腰椎骶化和骶椎腰化患者最常见的症状是下腰痛和坐骨神经痛。

15. 腰椎骶化和骶椎腰化如何治疗

腰椎骶化和骶椎腰化的治疗缺乏特效方法,主要以非手术治疗为主。

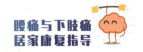

疼痛不严重的患者可采取适当休息,进行腰部保护与腰腹肌肉训练的方法,可参考前面提及的腰腹肌肉训练方法。对经正规非手术治疗无效,且已影响患者工作和生活者,应在除外其他疾病的基础上施以手术治疗。

(汪 敏 屈 菲)

九、腰椎骨质增生和骨质疏松症

1. 什么是骨质增生

骨质增生是指人体成熟后的骨头逐渐老化及退行性变;或外伤、手术等因素导致的软骨破坏或关节结构改变,由于关节面摩擦或压力不平衡等因素造成的关节面退行性变。

2. 骨质增生都是病吗

骨质增生不一定都是病。骨质增生的主要病理改变是关节软骨、关节囊、韧带的纤维化。由于骨质增生压迫或激惹相邻神经、血管、软组织等,可引起相应的临床症状,如疼痛、关节活动障碍等。

3. 引起骨质增生的原因有哪些

引起骨质增生的原因主要包括年龄、反复劳损和外伤等。

4. 腰椎骨质增生有哪些表现

腰椎骨质增生在影像学上可表现为腰椎椎体边缘骨刺形成、椎间盘退行性变、关节突关节变窄。当腰椎骨质增生压迫邻近的脊神经后支时可引起腰痛;当关节突关节发生骨质增生时可能引起腰椎活动功能障碍;

第二章 常见腰部疾病的诊疗与康复

当骨质增生压迫相邻的腰骶神经根时可引起神经根支配区相应的肢体感觉和运动功能障碍。

5. 腰椎骨质增生能根治吗

由于骨质增生是退行性变,因此腰椎骨质增生不能完全根治,但是通过各种治疗手段可以显著缓解患者的临床症状。

6. 腰椎骨质增生如何治疗

针对腰椎骨质增生的治疗,临床上普遍采用综合治疗手段,如物理因子治疗(包括中频脉冲治疗、超声波、蜡疗、纳米波、磁疗),按摩,牵引,口服非甾体抗炎镇痛药等。近年来,一些新的治疗手段逐渐被患者接受,如腰椎核心肌群训练、冲击波治疗、超声引导下局部注射治疗等。

7. 防治骨质增生的意义是什么

防治骨质增生可以防止因骨质增生引起的疼痛和活动障碍,降低骨质增生对患者日常生活活动的影响,提高生活质量。

8. 怎样预防骨质增生的发生

骨质增生是退行性变,在老年人中多发,预防骨质增生的发生,日常生活中应注意防寒保暖,保持适量的锻炼,避免长期剧烈运动。对于骨关节手术或外伤后的患者,术前和术后的康复训练需要在专科医生指导下进行,避免因制动或运动过量导致骨质增生。

9. 腰椎骨质增生怎样与内脏疾病引起的腰痛相鉴别

腰椎骨质增生的主要病理改变为软骨下骨质增生,椎间隙变窄,挤压神经造成顽固性的腰痛和根性坐骨神经痛。腰椎骨质增生常表现为腰痛或下肢麻木、疼痛,严重时出现肢体运动功能障碍;内脏疾病引起的

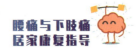

腰痛常表现为牵涉痛,同时伴有内脏疾病特有的临床表现,大多数不伴有下肢麻木、疼痛,如输尿管结石可伴有腹股沟区的牵涉痛。

10. 家庭常用的治疗骨质增生的药物有哪些

临床上没有专门治疗骨质增生的药物。对于腰椎骨质增生压迫邻近神经引起的腰痛或下肢麻木、疼痛,家庭常用的药物包括非甾体抗炎镇痛药、止痛贴膏、肌松药、维生素 B_1、维生素 B_{12} 等,建议在专科医生指导下服药,避免不良反应的发生,以提高疗效。对于下肢关节(如膝关节)的骨质增生引起的疼痛和关节活动障碍,家庭常用药物包括非甾体抗炎镇痛药和营养关节软骨类药物,同时建议加强膝关节周围肌群的力量训练以维持膝关节的稳定性;超重的患者建议减重,减少对关节的损耗。

11. 如何对骨质增生患者进行有效的家庭训练

针对腰椎骨质增生的患者,建议进行腰椎活动度训练和腰背肌肉训练,加强脊柱的稳定性;对于膝关节骨质增生的患者,建议进行膝关节周围肌群力量训练,加强膝关节的稳定性;对于喜爱爬山的患者,建议减少爬山的次数,避免上、下坡时对膝关节的耗损。此外,患者进行的家庭训练还包括游泳、打太极拳等。

12. 骨质增生与骨质疏松症有什么关系

骨质增生	骨质疏松症
主要改变为关节软骨、关节囊、韧带的纤维化和软骨下骨质增生,导致关节间隙变窄或者椎间隙变窄;多为局部性病变	是一种全身性骨量减少、骨组织微观结构退化、骨脆性增加、骨强度降低的骨代谢性疾病;最常见的发生部位是脊柱和髋关节
两者都可以表现为腰痛或下肢疼痛	

13. 骨质疏松症多发生在哪些人群

骨质疏松症多发生在绝经后的女性、老年男性、长期服用糖皮质激素的人群。

14. 引起骨质疏松症的原因有哪些

引起骨质疏松症的原因有老龄化，女性绝经，母系家族史，低体重，性激素低下，吸烟，过度饮酒、咖啡及碳酸饮料等，体力活动缺乏，饮食中钙和（或）维生素 D 缺乏（光照少或摄入少），有影响骨代谢的疾病和服用影响骨代谢的药物。

15. 过量饮酒、咖啡及碳酸饮料是引起骨质疏松症的原因吗

过量饮酒、咖啡及碳酸饮料可以引起骨质疏松症，因此建议适量饮用。

16. 吸烟是引起骨质疏松症的原因吗

吸烟可引起骨质疏松症，烟碱可以抑制雌激素的分泌，从而抑制成骨细胞的合成，导致骨量减少，因此吸烟的女性更容易发生骨质疏松症。

17. 营养缺乏与骨质疏松症有关系吗

营养缺乏与骨质疏松症有关系，饮食中钙和（或）维生素 D 缺乏会影响骨的形成，从而导致骨质疏松症。

18. 骨质疏松症常发生在哪些部位

骨质疏松症常发生在胸椎、腰椎、髋部、桡骨、尺骨远端和肱骨近端。

19. 绝经后的妇女得了骨质疏松症有哪些表现

绝经后的妇女得了骨质疏松症可表现为：①疼痛，患者可有腰背痛或周身酸痛；②脊柱变形，骨质疏松症严重者可导致患者身高缩短和驼

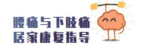

背；③严重者可发生脆性骨折。

20. 哪些骨质疏松症患者需要用药物治疗

已有骨质疏松症（T≤-2.5）或已发生过脆性骨折，或已有骨量减少的患者需要用药物治疗。

21. 骨质疏松症患者需要长期治疗吗？居家需要常备哪些药物

骨质疏松症患者需要长期治疗，居家需要常备钙剂和维生素D。我国营养学会推荐成人每天钙摄入量800毫克（元素钙量），如果饮食中钙供给不足可选用钙剂补充。绝经后妇女和老年人推荐每天钙摄入量为1000毫克。我国老年人平均每天从饮食中获得的钙约400毫克，因此平均每天应补充的钙量为500~600毫克。维生素D有利于钙在胃肠道的吸收，成年人推荐剂量为每天200单位，老年人因缺乏日照以及摄入和吸收障碍常有维生素D缺乏，故推荐剂量为每天400~800单位。

22. 骨质疏松症引起的疼痛可用哪些物理方法治疗

骨质疏松症引起的疼痛可以采用磁疗、蜡疗、纳米波等物理因子疗法，同时建议患者采取以下简易可行的日常训练方法和注意事项。

（1）步行：一次散步时间在30分钟以内，50~60岁的中老年人，每天早晚两次，以每次8000步左右为标准，每周休息2天。

（2）增加户外活动，每天可晒25分钟太阳。

（3）调整生活方式，均衡膳食，避免吸烟、酗酒，慎用影响骨代谢的药物等。

（4）预防跌倒：注意是否有增加跌倒危险的疾病和药物，加强自身和环境的保护（包括各种关节保护器）等。

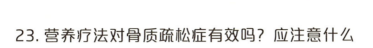

23. 营养疗法对骨质疏松症有效吗？应注意什么

营养疗法对骨质疏松症有效。骨质疏松症患者的饮食应注意：①科学安排每一天的膳食；②讲究平衡膳食；③多吃蔬菜水果；④多吃含钙高的食物；⑤荤素搭配，适当补充乳制品；⑥不要过多地摄入蛋白质；⑦适当补充钙、镁。

24. 运动对骨质疏松症有哪些好处

运动是防止和延缓骨质疏松症的有效措施，适量的运动能够延缓骨骼衰老，使骨量的下降幅度减慢，同时能够增强肌肉力量，提高平衡能力，减少跌倒、骨折的危险，另外还可以减轻因骨质疏松症引起的疼痛。

25. 过量运动对骨质疏松症有哪些不利影响

过量运动会加重老年患者的心肺负荷，加重四肢关节的退行性变，严重者可能导致脆性骨折，因此应该选择适当的运动方法，同时注意控制运动量，包括运动强度、运动时间和运动频率。

26. 什么是增生性脊柱炎

增生性脊柱炎又称"肥大性脊柱炎"、"老年性脊柱炎"或"腰椎骨刺"等，是由年龄和各种因素引起的以脊椎关节软骨退行性变，椎体骨质增生为主的骨关节炎。

27. 增生性脊柱炎有哪些表现

增生性脊柱炎是一种慢性骨关节炎，初期一般无临床症状，少数患者可出现慢性腰背痛、活动发僵等。晚期随着病情的发展，骨刺的形成，可产生：①腰背痛，僵硬，不能久坐、久站，早上起来症状较重、活动后减轻，过度活动或劳累后加重；②腰部屈伸活动受限，但被动运动基本正常；③急性发作时，腰痛较剧烈，可牵涉臀部及下肢。若骨刺压迫

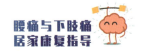

或刺激马尾神经时，可出现下肢无力、感觉障碍等症状。

28. 增生性脊柱炎有哪些治疗方法

增生性脊柱炎的治疗方法包括：①腰椎牵引；②物理因子治疗，可选用中频电疗、激光、红外线、超短波、离子导入、蜡疗等方法，可松弛腰背肌肉痉挛，改善血液循环；③推拿治疗；④口服止痛药物治疗；⑤局部注射治疗。

29. 增生性脊柱炎如何运动训练

增生性脊柱炎的运动训练：①对于长期从事室内工作者应该每天至少保持1~2小时的户外运动训练；②对于长期从事室内运动项目的运动员，如健美操运动员等，应该经常测定骨矿物质含量，若有低于正常值的倾向时，就必须加强室外运动训练，同时补充有活性的维生素D_3及钙剂。

（栗　晓）

十、腰椎骨折

1. 发生腰椎骨折的原因有哪些

腰椎骨折的原因分为两个方面。

（1）外在因素方面：腰椎骨折多因传导暴力或肌肉收缩（尤多见于旋转体位时）所致。最常见于从高处坠落时臀部（或双足跟部）着地；其次是高处重物下落时击中肩、背或胸部，再向下传导，使暴力集中作用于腰椎所致；此外，也可见于运动过程中急速旋转体位时，如果肌腱

第二章 常见腰部疾病的诊疗与康复

附着点处的骨质处于最大受力点,则该处易引起骨折,以横突及棘突处为多见。直接暴力造成的骨折则较为少见,多见于突发性交通事故、锐器或大杀伤武器造成的贯穿伤;这种情况下发生腰椎骨折时,脊髓或脊神经根易因创伤或震荡反应被波及,因而截瘫的发生率较高,预后更为严重。

(2)内在因素方面:某些特异性的脊柱疾病,如腰椎肿瘤或者严重的骨质疏松症也可引起腰椎骨折。

2. 腰椎骨折有哪些症状

腰椎骨折的症状有个体差异性,它取决于损伤的严重程度和部位。病情较轻的患者一般可能会出现腰痛,臀部或下肢麻木、刺痛等;病情严重伴随腰椎脊髓损伤或马尾损伤的患者可能会出现下肢肌肉痉挛、下肢无力、肠或膀胱功能障碍,甚至合并其他部位损伤的话会出现全身反应如创伤性休克等。

并非所有的腰椎骨折都会有脊髓损伤。一旦患者出现瘫痪,即下肢出现运动和感觉减弱甚至消失或者大、小便失禁,则意味着腰椎骨折伴随脊髓损伤,要立即将患者送往医院处理。

3. 腰椎骨折分为哪几类

腰椎骨折根据损伤的体位不同,主要分为四类。

(1)屈曲型损伤:占脊柱伤的80%以上,主要为脊柱处于屈曲状态下遭受间接(垂直或合并侧弯与旋转)暴力所致。临床上以单纯椎体压缩性骨折为多见,其次为椎体粉碎性骨折、椎体压缩性骨折合并小关节半脱位(或松动),而关节突骨折及跳跃脱位者在腰椎骨折中较为少见。

(2)伸展型损伤:较前者少见,主要为脊柱处于伸展位(如跳水运动员在落水时处于过伸位)时直接或间接暴力所致。

(3)侧屈型损伤:指在侧屈状态下或伴有旋转暴力时发生的骨折。

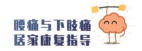

X线片可显示椎体侧方压缩或伴有附件骨折。

（4）腰椎垂直压缩型骨折：即脊柱在无屈、伸、侧弯的情况下，呈直立位，力的传导沿椎体的中轴线而产生压缩性骨折，多因传导暴力所致。椎体多呈爆裂状，骨片易进入椎管而压迫脊髓。若周围韧带完整，无脊髓受压则属于稳定型骨折，但此种稳定性仅具有"相对"意义，稍受外力极易变为不稳定型骨折。

4. 如何区分稳定型骨折和不稳定型骨折

	稳定型骨折	不稳定型骨折
脊柱稳定性	影响不大	影响大
其他结构损伤	一般无韧带损伤，无明显移位	一般合并韧带和关节甚至神经损伤
治疗方法	以非手术治疗为主	以手术治疗为主
预后	较好	合并脊柱脊髓损伤的骨折预后较差

5. 腰椎骨折需要与哪些疾病相鉴别

诊断腰椎骨折一般根据患者受伤史和X线片检查，诊断比较容易，特别是新鲜骨折较少误诊。但对一些陈旧性骨折患者，可能骨折较为复杂，功能未能完全恢复，或当时受伤不重，或仅在负重、投掷及颠簸等情况下出现腰痛症状，容易误诊。在鉴别诊断中要详细了解病史，进行必要的检查如X线片、CT等。临床上须与以下疾病相鉴别。

（1）脊椎结核：有骨组织的侵蚀或破坏，椎间隙变窄，可有椎旁脓肿和腰大肌脓肿。

（2）脊椎肿瘤：椎体膨胀、椎间隙不变窄，受累多为一个椎体。

（3）椎体骨骺炎：椎体上缘或下缘的小骨块一般多位于前角，呈现规则整齐的三角形。

（4）椎体骨软骨炎：为椎体无菌性坏死改变，椎体可以压缩，但显示为均匀的密度增大。

（5）有时腰椎一侧或两侧的横突先天分离而成腰肋，可被误诊为横突骨折。此种腰肋与脊椎之间可有关节形成，与骨折线有不同的显影，局部压痛亦不明显。

6.腰椎骨折如何进行现场救治

腰椎骨折的现场救治应按一般骨折治疗的基本原则实施，即急救、复位、固定及功能训练，应根据其特点注意以下几个方面。

（1）就地确定有无休克及脊髓损伤：及早确定有无休克及脊髓损伤，是处理脊柱伤的关键之一。前者危及生命，后者可能引起残疾。因此力求做到现场判明，以确定是否采取更为紧急的救治措施。此外，有一部分脊柱骨折患者在受伤当时并未出现脊髓损伤，而是由于搬运方法不当而造成脊髓损伤，如能就地加以检查，对可能有腰椎骨折者，搬运过程中应更加警觉，以避免加重损伤。

（2）合理制动：经初步检查后，一旦考虑到有腰椎骨折的可能，应将患者平托至硬质担架上（可以用门板、床板等代替），不可以用软担架（包括帆布、网兜等）转运伤员。严禁采取一人抬上半身，一人抬腿的搬运方式。在急救时因难以区分伸展型或屈曲型损伤，因此通常将患者置于伸直平卧位为宜。

（3）判定有无其他合并伤：现场立即快速查体，以确定有无合并颅脑、胸腹、骨盆等更为复杂而严重的损伤，应以稳定患者的生命体征为第一需要，以免延误病情，危及患者生命。

（4）当确定患者不伴有其他损伤时，可酌情注射止痛药以减轻患者痛苦。

（5）快速转送：在保证患者平稳的情况下快速转送至有关医院。

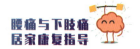

7. 稳定型腰椎骨折如何治疗

概括地说,稳定型腰椎骨折一般不用手法治疗。对椎体压缩明显、后突畸形较大的病例,采用上、下对牵,先将椎间隙拉开,再进行复位,使之平复。对不同部位的稳定型腰椎骨折的处理方法有以下几种。

(1)单纯棘突骨折:卧木板床休息3~4周后,加强腰背肌肉训练,逐步下床活动。骨折块若移位明显,可试试手法复位,仅个别情况下需切开复位及钢丝内固定(或切除)。

(2)单纯横突骨折:卧木板床休息3~4周后,待疼痛消退后加强腰背肌肉训练,再下床活动,即使有移位者多可自动复位,一般不做手术复位及内固定。

(3)轻度压缩性骨折:卧木板床,腰下垫软枕,以促进骨折复位。5~7天待疼痛减轻后,循序渐进地进行腰背肌肉训练。2周后在护腰围保护下行走,但切忌弯腰活动。一般需要8~10周,并按常规进行腰背肌肉训练。

(4)椎弓根骨折:急性期应先卧床休息2~4周,而后上石膏护腰围固定8~10周,有椎体滑脱者(应属不稳定型),需行闭合复位(牵引或悬吊)加外固定,或进行开放复位加内固定。

(5)治疗腰椎骨折患者的过程中可能会出现腰部肿胀疼痛、腹胀便秘、尿潴留等情况,应分别给予相应的药物治疗。

8. 腰椎骨折伴有脊髓损伤或马尾神经损伤如何治疗

腰椎骨折伴有脊髓损伤或马尾神经损伤的治疗应考虑以下几个方面。

(1)如果符合手术指征,应立即进行切开复位内固定术或减压术。术后情况稳定立即进行相应的康复治疗,进一步恢复患者的肢体功能;若不符合手术指征,可进行保守治疗,情况稳定后可进行相应的康复治疗。

(2)综合治疗:①脱水疗法,减轻脊髓水肿;②糖皮质激素治疗,缓解脊髓的创伤性反应;③神经营养治疗,改善受累神经的营养支持;

④钙通道阻滞剂、利多卡因等的应用，防止脊髓损伤后的继发损害。

（3）防治并发症：如压疮、坠积性肺炎、泌尿系统感染、下肢深静脉血栓、肌肉萎缩和关节挛缩等的预防和治疗。

（4）对症治疗：对于脊髓损伤后可能出现的神经反应或其他症状进行针对性的治疗。

9. 腰椎骨折伴有截瘫的患者常出现哪些并发症

腰椎骨折伴有截瘫的患者常出现的并发症主要有压疮、坠积性肺炎、泌尿系统感染、下肢深静脉血栓、肌肉萎缩和关节挛缩等。

10. 腰椎骨折伴有截瘫的患者出现并发症如何在家中处理

腰椎骨折伴有截瘫的患者出现并发症时比较麻烦，严重的并发症必须马上入院治疗，轻微的并发症可以在家中处理。如果患者刚开始出现压疮，可以用半湿的生理盐水纱布轻轻擦拭压疮处后用干毛巾擦干净，保持干爽后侧卧，避免刺激到压疮部位；患者坐位刺激到压疮部位时，不宜久坐。如果患者出现下肢无故疼痛和肿胀，应考虑有无下肢深静脉血栓，不宜做一些下肢过度用力的动作，适当踝泵运动和电刺激可以改善，可同时穿压力袜进行调整。如果患者有轻度的泌尿系统感染，在进行局部清洁护理的同时，可口服抗菌消炎药进行治疗。如果患者有肌肉萎缩和关节挛缩的问题，可进行适当下肢肌肉电刺激和肌肉力量训练以及适当的肌肉自我牵伸，保持肌肉的弹性和力量以及关节正常的活动度。其他并发症的家庭处理原则也是以预防为主，一旦严重，必须及时入院治疗。

11. 腰椎骨折伴脊髓损伤的患者如何进行家庭康复训练

腰椎骨折伴有完全性脊髓损伤的患者家庭康复训练的重点是加强肩和肩胛带以及上肢的肌肉力量，为独立转移和使用轮椅及拐杖做准备，同时需要提高日常生活能力技巧。腰椎骨折伴有不完全性脊髓损伤的患

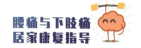

者，家庭康复训练的重点主要在于强化受累的肌肉力量以及独立穿戴辅助器具进行步行。

12. 腰椎骨折伴有脊髓损伤的患者出现尿潴留怎么办

腰椎骨折伴有脊髓损伤的患者出现尿潴留可采用以下治疗方法。

（1）应用药物增加膀胱收缩功能和降低膀胱口的阻力，如有结构异常可考虑手术治疗。

（2）应用电刺激增加膀胱收缩力。

（3）采用手法或者寻找敏感点触发排尿。

（4）可应用间歇导尿、留置导尿管或膀胱造瘘。

13. 腰椎骨折伴有脊髓损伤的患者预防深静脉血栓怎么办

腰椎骨折伴有脊髓损伤的患者预防深静脉血栓一般要进行三方面干预。

（1）基础干预：首先，对患者及其家属宣传深静脉血栓的危害。其次，术后若无禁忌，应尽早活动。对于腰椎骨折术后患者，可抬高下肢以促进静脉回流；在术后可先进行下肢被动屈伸活动，随后开始主动行踝关节背伸、股四头肌等长收缩和直腿抬高运动等以促进下肢静脉血液回流；另外，尽量避免在双下肢行静脉穿刺或注射高渗及对血管刺激性较大的药物；同时告知患者改善生活方式，如控制血糖、血脂、戒烟、戒酒等。

（2）物理干预：①下肢加压弹力袜，因其具有无创、价格低廉、使用方便和易于被患者接受的特点，已成为目前临床上最常用的预防措施。②间歇顺序压迫。通过间歇顺序压迫足底和下肢的静脉血管，促进静脉回流，减少血液淤滞。③持续被动活动装置。持续被动活动踝关节可促进静脉回流。④肌肉电刺激。

（3）药物干预：可使用抗凝药物干预。

14. 腰椎骨折伴有脊髓损伤的患者出现大便失禁怎么办

腰椎骨折伴有脊髓损伤的患者若出现大便失禁，往往需要及时处理，避免发生感染和压疮。同时，可以进行以下几个方面的干预。

（1）加强肛门括约肌和盆底肌肌力训练，增强括约肌的神经肌肉控制能力。

（2）药物调整肠道自主神经控制，降低排空能力。

（3）控制肠道炎症，减少肠道激惹症状。

（4）保持合理的水平衡。

（5）改变饮食结构，避免进食刺激性和难以消化的食物。

15. 腰椎骨折伴有脊髓损伤的患者如何使用轮椅

腰椎骨折伴有脊髓损伤的患者一般可以自己操作轮椅。在平地上，向前推轮椅时，臀部坐稳，身体保持平衡，头仰起。双臂向后，肘关节稍屈，手抓轮环后部，双臂向前，伸肘。此时身体略向前倾，多次反复，由于上半身产生的前冲力使手臂力量增强。向后推轮椅时，双臂在轮椅把手之间绕过椅背。伸肘置双手于手动圈上。身体向后倾，压低双肩，使手臂能用足够的力气将车轮向后推。另外，在床与轮椅转移的时候，一般选择侧方转移。患者自己用手臂的力量撑起臀部往床上转移，再用手臂将双下肢转移到床上。一般需要选用有可移动扶手的轮椅。

16. 腰椎骨折伴有脊髓损伤的患者如何使用拐杖

腰椎骨折伴有脊髓损伤的患者如果双下肢完全瘫痪（必须佩戴膝－踝－足矫形器），可使用两支腋拐步行；单侧下肢完全瘫痪，可使用一侧腋拐步行。而下肢不完全瘫痪，应根据下肢残存肌力情况，选用腋拐、肘拐。一般先用标准型腋拐训练，若患者将腋拐立起，以手扶住把手也能步行，则可选肘拐。

平地上使用腋拐主要有两种方法。

（1）四点步行法：右侧腋拐→左脚→左侧腋拐→右脚。简单地说就是一侧腋拐和对侧脚交替迈步，特点是行走稳定，但速度较慢。

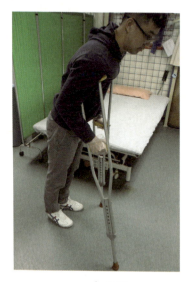

一走右拐

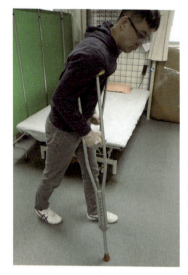

二走左脚

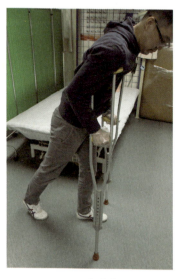

三走左拐

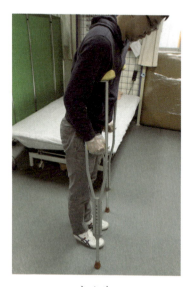

四走右脚

第二章 常见腰部疾病的诊疗与康复

（2）两点步行法：右侧腋拐/左脚→左侧腋拐/右脚。即一侧腋拐和对侧脚同时步行。特点是步行速度较快，但要求使用者应有比四点步行更强的平衡能力。

患者需要注意的是，使用腋拐者要注意上臂夹紧，以便控制重心，防止身体向外倾斜，保持身体直立；负重主要是通过手握把手而不是通过腋托；持杖时腋托抵在侧胸肋骨上，而不是腋窝。腋拐最好成对使用，如果只需单侧支撑，应选用肘拐。使用拐杖的着力点要控制在脚掌前外侧部位。

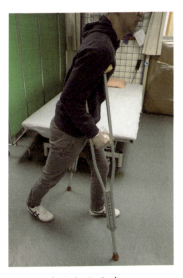
一走右拐和左脚

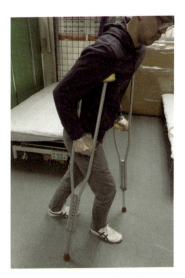
二走左拐和右脚

上、下台阶的步行方法：上、下台阶时，使用者注意不要低头看脚，而要向前看，双脚位于台阶边缘持杖站稳。上台阶的步骤：腋拐→健侧→患侧。下台阶的步骤：腋拐→患侧→健侧。

17. 腰椎椎弓峡部不连是怎么回事

腰椎椎弓峡部不连是指腰椎一侧或双侧椎弓上、下关节突之间的峡部骨质缺损不连续或断裂，也称为腰椎椎弓崩裂或腰椎椎弓峡部裂。峡部不连可发生在单侧，也可发生在双侧。若腰椎椎弓峡部不连发生在单侧，易造成椎体扭转；若发生在双侧，则不连上部椎体向前滑移，就称为腰椎滑脱（真性滑脱）。病变以第 4 腰椎、第 5 腰椎最为常见。

本病的主要病因是先天性发育缺陷，即脊椎的胚胎发育骨化过程中发生障碍，形成了峡部的缺损。还有就是在腰椎椎弓峡部先天性发育缺陷的基础上，再由于各种外伤、劳损等诱发或加重本病的发生和发展。

18. 腰椎椎弓峡部不连时如何进行腰椎保护

腰椎椎弓峡部不连的患者应减少腰部负重，加强自我保健，避免诱发疼痛的腰部动作。当出现轻微腰痛症状且并未合并坐骨神经症状时，可以通过休息、理疗改善；同时加强腰背肌肉训练，增强腰椎稳定性，加强腰椎的内在保护。

对于腰痛较重，经保护治疗无效，不能坚持工作的单纯性腰椎椎弓峡部不连；局部结构不稳有继续滑脱的趋向；有神经根压迫症状者，均可手术治疗。通过术后佩戴护腰围和继续加强腰背肌肉训练保护腰椎。

（柯松坚）

十一、强直性脊柱炎

1. 什么是强直性脊柱炎

强直性脊柱炎是一种发生在脊柱的慢性多发性关节炎，该病主要累及骶髂关节、脊柱骨突、脊柱旁软组织及外周关节，并可伴发关节外表现。临床上主要表现为腰、背、颈、臀、髋部疼痛以及关节肿痛，严重者可发生脊柱畸形和关节强直，造成患者弯腰、行走活动受限，并可有不同程度的眼睛、肺部、肾脏、心脏等多个器官的损害。由于该病最终导致脊柱的炎性强直，因此称之为强直性脊柱炎。

2. 强直性脊柱炎的病因是什么

强直性脊柱炎的病因目前尚未完全明确，一般认为是在遗传因素的基础上受环境等多方面因素影响导致的疾病，有以下几种情况。

（1）遗传：是目前已经被公认的病因，在家族中患病的概率较大。

（2）感染：强直性脊柱炎患者大便中肺炎克雷伯菌检出率为79%，很多男性患者合并有前列腺炎。

（3）内分泌失调或代谢障碍：强直性脊柱炎常见于男性，并且在青少年时期是发病高峰，这可能与内分泌和代谢等因素有关。

（4）环境：半数以上的强直性脊柱炎患者发病前多有潮湿、寒冷环境生活史。

（5）免疫：免疫力下降，使得体内的抗原遭受到破坏，从而诱发该病。

3. 强直性脊柱炎早期有哪些表现

强直性脊柱炎早期表现不典型，常为腰骶痛或不适、晨僵（晨僵指晨起病变的关节在静止不动后出现较长时间的僵硬，如胶黏着的感觉，在适当的活动后逐渐减轻的现象）等，也可表现为臀部、腹股沟酸痛或不适，可往下放射类似"坐骨神经痛"。少数患者颈痛、胸痛为首发症状。症状在静止或休息不动时加重，活动后可缓解。

4. 强直性脊柱炎为什么会产生脊柱强直

强直性脊柱炎主要累及中轴关节，整个脊柱包括骶髂、腰、胸、颈椎关节软骨破坏，炎症细胞浸润，同时附着在骨上的肌腱、韧带以及关节囊等部位发生炎症反应，进而形成肉芽组织，最后受累部位钙化、骨

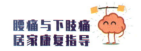

化。随着病情进展，重复多次的修复出现韧带钙化，脊柱"竹节样"变，胸廓活动受限等，因此产生脊柱强直。

5. 强直性脊柱炎患者为什么会有腰骶痛，而晚期疼痛则消失

强直性脊柱炎患者在早期发病时常常影响骶髂关节，因此出现腰骶痛。随着病程的发展，炎症反应和疼痛逐渐向上发展，影响到腰椎、胸椎和颈椎，脊柱出现竹节样改变，故而腰骶痛反而消失。

6. 强直性脊柱炎患者需要做哪些检查

强直性脊柱炎患者需要做抽血检查和影像学检查。抽血检查主要包括类风湿因子系列检查（如 HLA-27），血沉检查，C 反应蛋白检查；影像学检查主要是 X 线检查，必要时可进行骶髂 CT 检查。

7. 强直性脊柱炎可造成哪些危害

强直性脊柱炎除了危害脊柱关节以外，还会对患者的眼睛、肺部、肾脏、心脏产生严重的影响。对眼睛的危害，有 20% 的患者会出现虹膜炎，严重时还会影响到患者的正常视力。对肺部的危害，主要导致患者咳嗽、咯痰、呼吸困难等。对肾脏的危害，患者表现为蛋白尿、高血压和肾功能不全等。对心脏的危害，部分患者会发生主动脉瓣关闭不全、心脏扩大、传导阻滞等。

8. 诊断强直性脊柱炎的条件是什么

诊断强直性脊柱炎的条件是：①腰背痛、晨僵至少持续 3 个月，运动时缓解，休息时无改善；②腰椎前屈、后伸、侧弯 3 个方向活动受限；③第 4 肋间隙水平测量胸廓周径，呼气与吸气活动度差值小于 2.5 厘米；④骶髂关节的特异性放射学（如 X 线）改变。

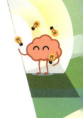

9. 强直性脊柱炎该如何治疗

强直性脊柱炎目前尚无根治方法。主要是缓解症状，保持良好姿势和减缓病情进展。常用的方法有：①药物治疗，在医生的指导下规范用药，如选择合适的抗炎药对减轻患者疼痛，提高其生活质量；定时服用改变病情的抗风湿药物，必要时选择糖皮质激素类药物。②运动疗法，运动是治疗强直性脊柱炎的有效措施，运动可保持脊椎的活动范围，维持正确的生活姿势，同时可减轻疼痛。③心理治疗，由于患者疾病缠绵难愈，往往存在心理障碍。因此，要使患者保持良好的心态，在患病后都必须给予一定的心理治疗，使患者树立战胜疾病的信心，保持乐观的心态，避免不良情绪的刺激。④髋关节僵直和脊柱严重畸形患者可选择手术方式进行矫形。

10. 强直性脊柱炎患者如何预防驼背畸形

强直性脊柱炎在病变活动期，为了避免脊柱屈曲畸形，患者卧床时以仰卧位或俯卧位为宜，最好选择硬板床，睡眠时枕头不宜过高，一旦病变累及上胸椎及颈椎，应停用枕头；坐位时，为了防止脊柱前屈，坐姿应端正，要挺胸抬头，避免坐立时间过长；工作时须避免长久弯腰及蹲位，必要时可佩戴支具予以保护。

11. 强直性脊柱炎患者日常应该注意什么

强直性脊柱炎的发生与患者的自身免疫力密切相关，在日常生活中应注意防寒防湿，特别是气候剧变的时候，要及时增减衣服；要坚持锻炼以增强体质，提高抗病能力，可采用保持脊柱灵活性的运动，如颈、腰各个方向的运动、转动等；也可采用维持胸廓活动度的运动，如深呼吸、扩胸运动等。但锻炼时要根据自身的状况选择适当的活动方式，切勿一次运动量过大，避免过劳，坚持循序渐进的原则，必要时可请医生指导。太极拳和气功，其动作缓慢、轻柔，对本病有一定的帮助。同时，要保

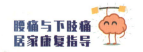

持乐观情绪，避免情绪过激或闷闷不乐；预防各种感染，避免传染病和流行病入侵；注意生活卫生。

12. 哪些人群易患强直性脊柱炎

强直性脊柱炎在不同地区、不同种族、不同人群的发病率差异很大。本病好发于20~30岁的男性，40岁以上及8岁以下儿童很少发病，男女之比为10∶1。在对该病的病因研究中发现，HLA-B27阳性的患者，在腹泻、痢疾或泌尿系统感染后有可能患强直性脊柱炎，尤其是有强直性脊柱炎家族史的患者则危险性更大。

13. 强直性脊柱炎患者的病情能否被控制

强直性脊柱炎病因复杂，尤其与患者的自身免疫力有关，所以其"治愈"或"根治"的难度很大。但是，近年来由于医疗技术的发展，生物制剂的研发基本可以阻止病情的进展。因此，只要医患配合，做到早期诊断、早期治疗，并且持之以恒，就会使大多数患者的病情得到较好的控制。

14. 强直性脊柱炎如何与脊柱结核相鉴别

强直性脊柱炎与脊柱结核都可能出现腰背痛，但两者也有不同之处。强直性脊柱炎患者的疼痛位置包括腰部、下背部及腰骶部，大多是由腰骶关节炎引发腰背痛，随着时间的推移疼痛由腰部不断上升。脊柱结核以患处出现局限性疼痛为主，可沿脊神经放射，严重者在行走或站立时可出现挺胸凸腹的姿势，并伴有午后低热、疲倦无力、食欲减退、盗汗等全身中毒症状。

15. 强直性脊柱炎会遗传吗

强直性脊柱炎有明显的家族遗传性。研究发现，强直性脊柱炎发病男女之比为10∶1，如果夫妻一方患有强直性脊柱炎，孩子的患病概率约为25%，如果双方均患有强直性脊柱炎，孩子的患病概率约为50%。如果生女孩，患强直性脊柱炎的可能性就很小，如果生男孩，患强直性脊柱炎的可能性较大。

16. 强直性脊柱炎能手术吗

由于强直性脊柱炎是一种自身免疫性疾病，采用手术治疗并不能从根本上治愈强直性脊柱炎。若患者病情较轻，在患病早期通过综合治疗，就能达到较好的疗效。只有出现严重畸形并影响患者日常生活活动能力的情况时，才考虑手术矫治。

17. 强直性脊柱炎患者可以进行哪些运动训练

强直性脊柱炎患者运动训练的目的是：①维持胸廓的活动度；②保持脊柱的灵活性；③维持肢体的运动功能，防止或减轻肢体因失用导致肌肉萎缩，维持骨密度和强度，防止骨质疏松等。常用的运动训练方法有下面几种。

（1）胸大肌牵拉运动：患者做扩胸运动，胸肌有牵拉感即可，维持30秒后放下，重复5次。

（2）脊柱关节活动：患者伏地挺身，但腹部可着地，双手撑直，维持30秒后放下；然后以屈膝爬行姿势练习脊柱拱起凹下，重复5次。

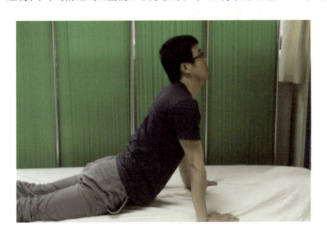

（3）腰侧肌群牵拉运动：患者侧躺于床上，双手抱头，头枕在一侧上臂上，维持30秒后坐起，身体的对侧再倾斜，重复5次。

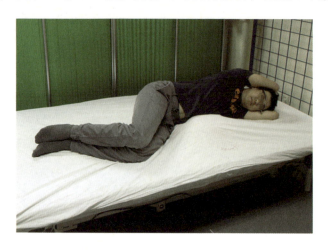

（4）背肌肌力训练：患者俯卧于床上，双手置于躯干两侧，将头与上半身抬起，缩下颌，维持10秒后休息。

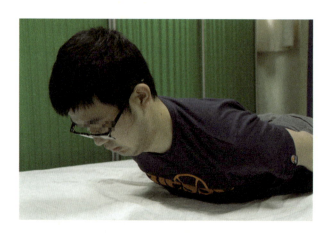

（5）坐姿练习：患者坐在床沿，双脚踩踏于地面，腰背挺直，挺胸，双手放在大腿上，双肩后缩移平，缩下颌，眼睛直视前方，维持30秒后休息。

第二章 常见腰部疾病的诊疗与康复

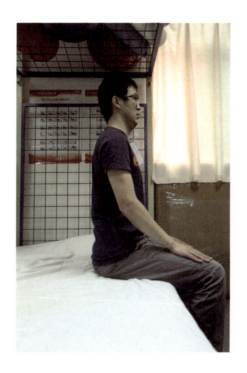

（6）站姿练习：患者双脚并拢，双膝夹紧，接着夹紧臀部，缩紧小腹，挺胸，双手自然置于躯干两侧，两肩胛骨尽量向脊柱靠拢，缩下颌，眼睛直视正前方，维持30秒后休息。以上各动作可反复5次，5次为1组，早、晚各1组。

（赵　凯）

十二、腰椎结核和肿瘤

1. 腰椎结核常见于哪些人群

骨与关节结核好发于一些偏远地区、营养及免疫功能较差的人群，

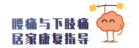

近年来由于耐药细菌的增加，结核的发病率也有所增高。骨与关节结核的好发部位为脊柱，多发于身体负重较大的腰椎、胸椎、胸腰椎、腰骶椎和颈椎等部位，以腰椎结核的发病率较高，为全身骨关节结核的第一位。

2. 腰椎结核的病因有哪些

腰椎结核大多由肺部结核杆菌随血液流传到骨组织而引起。因结核杆菌喜欢生长在血液丰富的地方，脊椎椎体以松质骨为主，它的滋养动脉为终末动脉，静脉血流到这里速度缓慢，所以结核杆菌容易停留在椎体部位。腰椎的活动度在整个脊柱中最大，因此在骨关节结核中，以腰椎结核的发病率最高。

3. 腰椎结核患者有哪些常见症状

腰痛是腰椎结核最常见的症状，疼痛多为钝痛或酸痛，尤其在劳累、咳嗽、睡前等情况下疼痛加重。当结核脓肿、肉芽组织及坏死的椎间盘或死骨向后突入椎管内，使脊髓或神经根受到压迫或刺激时，可出现相应的神经放射痛，如大腿前面或小腿的麻、胀、痛等问题。

4. 腰椎结核患者睡什么床比较合适

腰椎结核患者睡石膏床比较合适。睡石膏床可以缓解疼痛，减少患者体力消耗，防止畸形增加，避免病变扩散。石膏床在制作方面要求内面光滑，并用柔软的毯子和布作为内衬，患者在卧床时骨突部位要多放些松软的垫物。

5. 腰椎结核常用哪些药物治疗

腰椎结核的药物治疗与其他部位结核的治疗一样，常用的药物有异烟肼、利福平、链霉素、乙胺丁醇等抗结核药物。抗结核药物的应用应遵循如下原则：①早期，一旦确诊立即用药；②联用，联用2种或2种以上的抗结核药物以保证疗效,并防止产生耐药性,减轻毒副作用;③适量用药,根据不同的病情,以及不同个体,制订不同的用量方案;④规律用药,切忌遗漏和中断;⑤全程用药,在采用短期强化治疗后,由医生全程督导,再服药 9 个月以上。

6. 腰椎结核的患者如何自我保护

腰椎结核是一种慢性消耗性疾病,除了药物治疗外,合理的生活节制对于腰椎结核的治愈可起到很大的作用。日常生活中要加强营养,摄入足够的蛋白质和维生素,佩戴支架保护腰椎,进行适当的活动。同时,要保持乐观的心态,可根据自己的兴趣爱好,多做一些令自己愉快的事。

7. 腰椎结核患者术后如何进行居家运动训练

腰椎结核患者术后一般要佩戴护腰围来保护腰部,同时可在床上进行简单的腰腹肌力量训练,3 个月内需到医院复查腰椎 X 线正侧位片,确保术后脊柱稳定,慢慢增加运动量和运动强度。但不论用哪种训练方法,都要注意腰部的保护。

8. 腰椎结核患者术后应注意什么

腰椎结核患者术后仍需继续抗结核治疗,彻底清除体内的结核杆菌是治疗的关键。因此,要告知患者规范用药,服用抗结核药物期间要到医院定期复查肝肾功能及血沉,如上述指标有异常,须在医生指导下对症处理;活动时要在有保护措施的情况下戴支具行走;行内固定者术后 4~6 周须佩戴胸围或护腰围下地活动,活动量以自己能承受为度。

9. 腰椎常见的肿瘤有哪些

腰椎常见的肿瘤有原发性和继发性两大类,原发性又分为良性和恶性两种。原发性良性肿瘤包括:骨瘤、骨软骨瘤、骨样骨瘤、骨母细胞瘤、骨巨细胞瘤、脊椎骨囊肿、骨血管瘤、脊索瘤等。原发性恶性肿瘤包括:

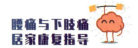

骨肉瘤、软骨肉瘤、骨纤维肉瘤、尤文氏瘤、骨髓瘤、滑膜肉瘤、脂肪肉瘤、恶性神经鞘瘤等。良性肿瘤比较常见的是骨巨细胞瘤和血管瘤，恶性肿瘤常见的是多发性骨髓瘤。继发性肿瘤是指由于其他系统肿瘤如肺部或乳腺肿瘤等转移至腰椎引起的肿瘤。

10.腰椎肿瘤的临床表现有哪些

腰椎肿瘤不管是原发性的还是继发性的，其首发症状都为腰背痛，因而患者往往以慢性腰痛来医院就诊。因腰椎肿瘤的性质不同，所以表现的症状也各异。

腰椎良性肿瘤在早期无任何症状或感觉腰部有较轻微的酸痛不适。随着肿瘤的发展而引起的局部压力升高与水肿，以致腰痛逐渐加重。部分患者可因肿瘤的膨胀、椎体压缩改变导致椎管狭窄致神经压迫或出现马尾症状。

腰椎恶性肿瘤以转移瘤较为多见，由于来势凶猛，发展迅速，局部压力骤然升高，可出现难以忍受的剧烈疼痛，尤以夜间为甚，使用一般止痛药物不能减轻疼痛症状，可很快出现马尾症状或截瘫，恶性程度较高者可出现全身恶病质症状。

11.腰椎常见肿瘤的发病特点是什么

无论是原发性还是继发性腰椎肿瘤，早期由于瘤体较小往往难以让患者感觉到它的存在。当瘤体慢慢长大将椎体破坏到一定程度，相邻的椎骨受到侵蚀，挤压到神经根或马尾神经时，才会产生明显的腰背痛和放射性神经痛。因此，若无任何外伤史的持续性腰痛，且呈进行性加重者，应警惕腰椎肿瘤的发生。

12.腰椎肿瘤可以手术吗

对符合手术指征的腰椎肿瘤，可以进行手术治疗，可根据病情选择不同的手术方法。对于转移性腰椎肿瘤，一旦出现脊髓或马尾神经压迫症状，如果全身状况较好，而又未发现身体其他地方有转移的，应尽快手术切除肿瘤，以防扩散。

13. 腰椎肿瘤非手术治疗有哪些方法

对于一些转移瘤及有明显的手术禁忌证者，或者肿瘤范围较大而难以切除者，均可采取非手术方法治疗。常用的非手术方法有：化学疗法、放射疗法、激素疗法、全身支持疗法及中药疗法等。

（赵　凯）

下篇
下肢痛

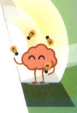

第三章　下肢解剖与功能

一、骨盆

1. 骨盆的结构和功能是怎样的

骨盆是由左、右髋骨和骶骨、尾骨连接而成的完整骨环。骶骨与髂骨、骶骨与尾骨间,均有坚强的韧带支持,连接形成关节,一般不能活动。骨盆主要的功能是支撑身体结构,保护盆腔内的器官(子宫和膀胱),女性骨盆还可保护怀孕早期正在成长的胚胎。

2. 骨盆包括哪些主要的肌肉和韧带

骨盆包括附着于盆壁内面的闭孔内肌和梨状肌。闭孔内肌位于盆腔侧壁,此肌收缩可使大腿外旋;梨状肌分布于小骨盆的内面,经坐骨大孔入臀部,止于股骨大转子后面,此肌因急、慢性损伤,或加上解剖变异,易发生损伤性炎性改变,刺激或压迫神经,诱发腰腿痛,称为梨状肌综合征。骨盆的主要韧带有骶骨、尾骨与坐骨结节间的骶结节韧带和骶骨、尾骨与坐骨棘之间的骶棘韧带。骨盆的韧带由致密的结缔组织组成,主要起限制骨盆的活动范围以免骨盆损伤的作用。

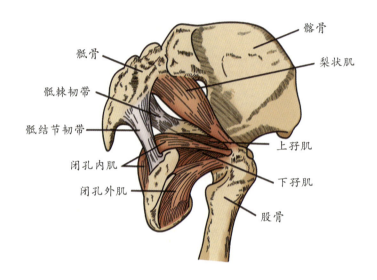

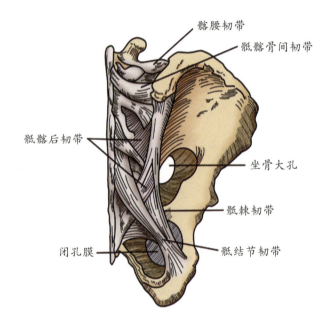

3. 什么是骶髂关节

骶髂关节由骶骨与髂骨的耳状面相对而构成，关节面凹凸不平且对合紧密。由于骶髂关节结构紧密，人体虽经常负重，但造成骶髂关节挫

第三章 下肢解剖与功能

伤或移位者较少。只有在较大暴力冲击下，才能推动骶髂关节超越生理活动度而引起关节周围的肌腱、韧带损伤，甚至发生骶髂关节错位。

二、髋关节

1. 髋关节有什么特点

髋关节由髋臼、股骨头以及周围的韧带、关节囊共同组成。由于髋臼关节窝深，因此髋关节稳固性好，灵活性小。关节囊的周围有韧带加强，囊的下端后面附着于股骨颈的中外 1/3 交界处，后下壁较薄弱，所以髋关节脱位时，股骨头易从下方脱出；关节囊内有股骨头韧带，对稳定髋关节有一定的作用；髋关节能做伸展、屈曲、旋转及环转运动。

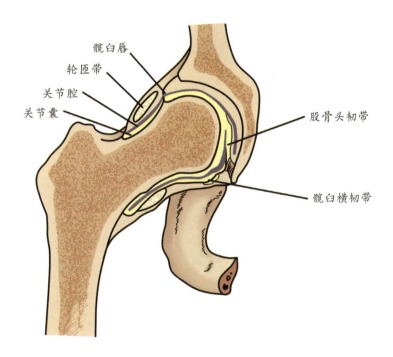

2. 髋关节周围有哪些主要韧带，它们有什么作用

髋关节周围有韧带加强，主要是前面的髂股韧带，可限制大腿过度后伸，对维持直立姿势具有重要意义。关节囊下部有耻股韧带增强，可限制大腿过度外展及旋外。关节囊后部有坐股韧带增强，有限制大腿旋内的作用。关节囊的纤维层呈环形增厚，环绕股骨颈的中部，称为轮匝带，能约束股骨头向外脱出。

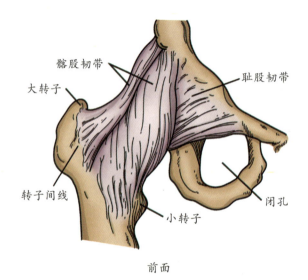

前面

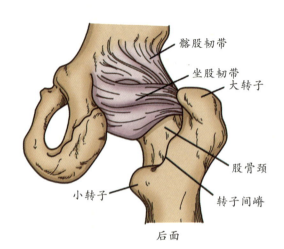

后面

第三章 下肢解剖与功能

3. 股骨头的血供如何

股骨头血供主要由旋股内、外侧动脉所发出的支持带动脉，占股骨头血供的70%；闭孔动脉或旋股内侧动脉所发出的股骨头韧带动脉，占股骨头血供的5%；股深动脉所发出的股骨滋养动脉，占股骨头血供的25%。

4. 髋关节有哪些作用

髋关节的主要作用是负重，将躯体的重量缓冲到下肢，同时做一定范围内的前屈、后伸、内收、外展、内旋、外旋和环转运动，而且髋关节还有吸收、减轻震荡的作用。当全身剧烈运动时，髋关节能适应由骨的杠杆作用产生的巨大力量。

三、膝关节

1. 膝关节的结构如何

膝关节由股骨内、外侧髁，胫骨内、外侧髁及髌骨的关节面构成。膝关节的结构特点是：①关节囊，广阔而松弛，主要起润滑作用。②韧带，分囊内韧带和囊外韧带。囊内韧带有膝交叉韧带，它包括前方的前交叉韧带，后方的后交叉韧带。前交叉韧带起于股骨外侧髁内侧面，止于胫骨髁间隆起的前部；后交叉韧带起于股骨内侧髁的外侧面，止于胫骨髁间隆起的后方。囊外韧带主要有髌韧带、胫侧副韧带和腓侧副韧带。髌韧带位于膝关节的前方，由股四头肌起始包括髌骨的前方，向下止于胫骨粗隆。胫侧副韧带位于膝关节的内侧，连于股骨内上髁与胫骨内侧髁；腓侧副韧带位于膝关节的外侧，连于股骨外上髁与腓骨头之间。③半月板，分为内侧半月板和外侧半月板，内侧半月板较大而薄，呈"C"字形；

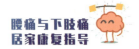

外侧半月板较小而厚，近似环形，有时也呈盘状。

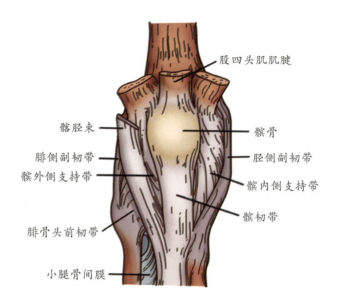

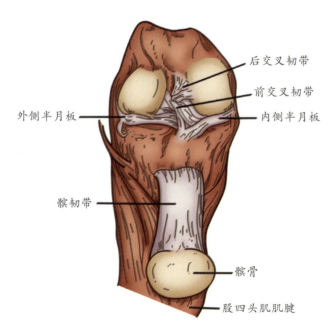

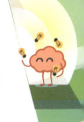

第三章 下肢解剖与功能

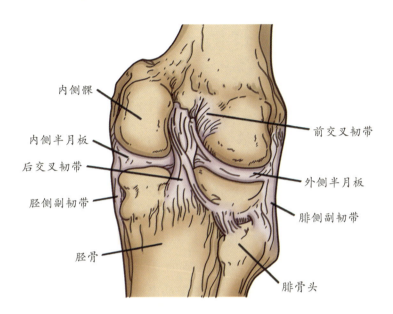

2. 什么叫关节软骨，它的作用是什么

关节软骨是覆盖于关节表面的一层透明组织。关节软骨非常光滑，在关节滑液的作用下，关节软骨间的摩擦力非常小，比钢轴承的活动容易100倍以上。关节软骨无血液供应，关节软骨的营养不仅来源于滑膜正常分泌的滑液，还来源于关节的运动。人类成年后关节软骨能将作用力均匀分布，使承重面扩大，以最大限度地承受力学负荷，使关节软骨不易受伤。关节软骨非常光滑，关节运动时不易磨损而且灵活自如。关节软骨还富有弹性，能够最大限度地缓冲应力作用。

3. 膝交叉韧带有哪些作用

膝交叉韧带是膝关节内的重要结构，它位于膝关节内部，根据附着于胫骨前后不同分为前后两支。膝交叉韧带占据了髁间隙，前后两条交叉如十字，故又称为"十字韧带"。膝交叉韧带具有非常重要的功能，它能使股骨（大腿骨）及胫骨（小腿骨）维持稳定。当膝关节活动时，

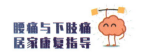

两条韧带各有一部分纤维处于紧张状态。因此，除前交叉韧带能防止胫骨向前移位，后交叉韧带能防止胫骨向后移位外，还可限制膝关节的过伸、过屈及旋转活动，交叉韧带损伤常与胫侧副韧带或半月板损伤同时发生。

4. 什么是膝脂肪垫，它的作用是什么

正常人体在一定部位存在一定功能的脂肪组织，这种组织被称为脂肪垫。膝脂肪垫充填于膝关节前部，有减少髌韧带和骨关节面摩擦的作用。膝关节过度活动，反复损伤，是引起膝脂肪垫损伤的主要原因。膝关节急性损伤时，常引起膝脂肪垫出血、水肿；膝关节慢性损伤时，膝脂肪垫失去弹性，呈纤维粘连变性。

髌下脂肪垫位于髌骨、胫骨和股骨的缝隙之间，具有增加关节稳定，减少髌骨、髌韧带与关节囊、骨关节面的摩擦及润滑的作用，当其出现损伤时，患者最先出现的症状为膝关节疼痛，活动时加重。髌下脂肪垫受损后可出现肿胀及肥大，导致膝关节活动时出现弹响声，有时可出现膝关节被卡住的现象，膝关节活动受到一定程度的限制，尤以外展、外旋时最为明显。

5. 膝关节侧副韧带有什么作用

膝关节的内、外侧各有一条强韧的韧带保护，分别称为膝内侧副韧带和膝外侧副韧带。当膝关节完全伸直时，膝内侧副韧带紧张，可阻止膝关节外翻或胫骨旋转；膝外侧副韧带紧张和髂胫束一起，可以制止膝关节内翻。膝侧副韧带损伤，以膝内侧副韧带损伤较多，损伤后膝关节内侧或外侧剧痛，肿胀，行走困难，膝关节不能完全伸直。

6. 髌韧带有什么作用

髌韧带是人体较强劲的韧带，它能传递股四头肌的力量使膝关节伸直。股四头肌伸直时可帮助人体离开地面，在人体着地时具有稳定保护

第三章 下肢解剖与功能

作用。髌韧带可以承受巨大的应力，一般不易被拉断。髌韧带损伤多为胫骨粗隆附着点处部分纤维撕脱或撕裂伤，或髌骨韧带起点两侧的部分纤维和血管受损。髌韧带损伤时间长了，在修复过程中出现机化、增生，局部血流受阻，出现代谢障碍而造成粘连、结疤、挛缩等改变，从而引起顽固性慢性疼痛。

7. 髌骨有什么作用

髌骨是人体最大的籽骨，它位于膝关节前方，并包埋于股四头肌肌腱内，为三角形的扁平骨。髌骨底朝上，尖向下，前面粗糙，后面为光滑的关节面，与股骨的髌面相对，与其周围的韧带、腱膜共同形成伸膝装置，是下肢活动中十分重要的结构。髌骨具有保护膝关节、增强股四头肌肌力，伸直膝关节的作用。

8. 膝关节周围的肌肉有哪些

膝关节前方被股四头肌，内侧被缝匠肌和股薄肌，外侧被阔筋膜张肌，后方被浅层的腱肌群（腘绳肌）和深层的腓肠肌所固定。膝关节运动时需要的肌肉主要分为两类：伸膝肌和屈膝肌。伸膝肌主要是股四头肌，其四部分肌肉不同程度地负责膝关节伸直，包括股直肌、股外侧肌、股内侧肌、股中间肌；屈膝肌主要包括腘绳肌。这些肌肉的协同作用，对膝关节的稳定性尤为重要。

四、踝关节和足部

1. 什么是踝关节，它的功能是什么

踝关节由胫骨、腓骨的下端和距骨的滑车所构成，是非常重要的负

重关节,它是足和小腿中间的枢纽。踝关节主要的功能是背伸、跖屈和旋转。它在人行走、跑动时,甚至做跳跃动作时,具有稳定人体、保持平衡的作用。由于踝关节不像膝关节和髋关节那样粗大,非常缺少肌肉保护,因此是人体最易受伤的关节。

2. 踝关节周围有哪些重要韧带

踝关节内、外侧有两条重要韧带,分别称为踝内侧副韧带和踝外侧副韧带。踝内侧副韧带,又称三角韧带,它起自踝尖端,向下呈扇形分开,分别连在舟状骨、距骨和跟骨的载距突上,它的作用是限制踝关节向外移动。踝外侧副韧带起自外踝尖端,分成三束。前后两束连在距骨外侧的前、后两端,分别叫作距腓前韧带和距腓后韧带;中间一束连在跟骨上,叫作跟腓韧带。距腓前韧带的作用是限制关节内翻,防止距骨前移;距腓后韧带最坚强,如果出现断裂,踝关节的背伸明显增加。跟腓韧带的作用也是限制踝关节内翻,如果断裂可出现明显的足内翻。

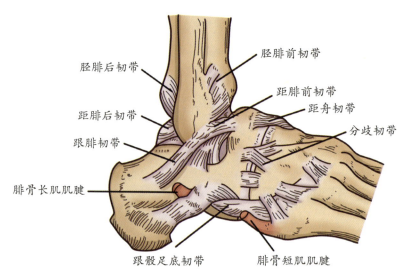

外侧面

第三章 下肢解剖与功能

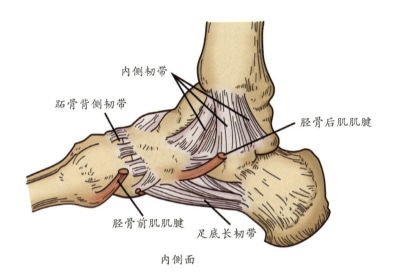

内侧面

3. 跟腱起什么作用

跟腱由起于胫骨后面的比目鱼肌与起于股骨内、外髁的腓肠肌的两块肌肉的肌腱联合而成，是人体最强有力的肌腱之一。跟腱的主要功能是屈小腿和足跖屈，人的行走、跑、跳均依赖这条强有力的肌腱。此外，跟腱对人的直立也起到很重要的作用。

五、下肢的肌肉和神经

1. 臀部肌肉主要有哪些，它们有什么作用

臀部肌肉主要有臀大肌、臀中肌和臀小肌，它们是髋关节活动的主要肌群。臀大肌位于骨盆后外侧、臀部皮下，呈宽厚的四方形，肌纤维粗大。臀大肌的主要功能是使大腿后伸、外旋、外展和内收，在攀登、爬坡和上楼梯时起很大作用。臀中肌位于髂骨翼外面，臀中肌后部位于

臀大肌深层，臀小肌位于臀中肌的深层，均为羽状肌，它们的主要功能是使大腿外展、屈、伸、内旋和外旋，臀中肌和臀小肌对走路、站立、保持良好的姿势起重要作用。

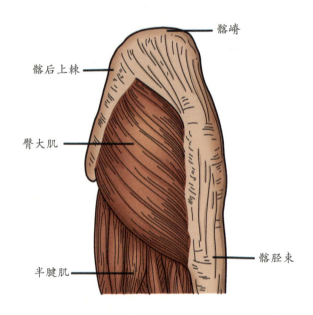

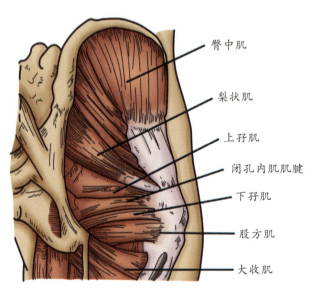

第三章 下肢解剖与功能

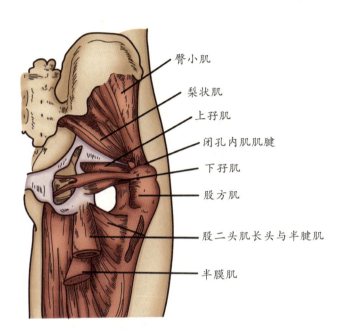

2. 大腿周围有哪些肌肉，它们有什么作用

在大腿的前部有股四头肌、后部有腘绳肌、内侧有缝匠肌。股四头肌由四个头组成，即股直肌、股中肌、股外侧肌和股内侧肌，股四头肌肌腱构成人体最大的籽骨——髌骨和髌骨韧带，具有伸、屈大腿，伸膝、屈髋和伸小腿的功能，并维持人体的直立姿势。半腱肌、半膜肌、股二头肌共同组成腘绳肌，当股四头肌舒张时，其具有屈膝功能。缝匠肌的主要作用是屈髋、屈膝，大腿外旋、外展，小腿内旋。

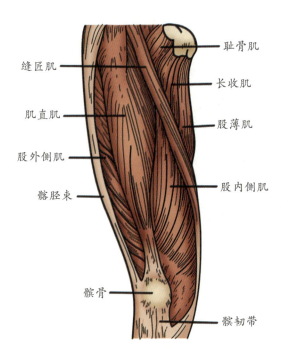

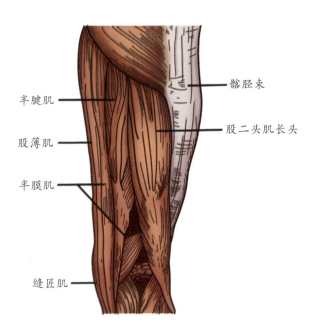

第三章 下肢解剖与功能

3. 小腿周围有哪些肌肉，它们有什么作用

小腿周围的主要肌肉是小腿三头肌（包括浅层的腓肠肌和深层的比目鱼肌）和小腿前侧胫骨前肌。腓肠肌是表层肌肉，起自股骨内、外侧髁，止于跟骨结节，覆盖在比目鱼肌上方，主要作用是屈膝关节、足跖屈；比目鱼肌是深层肌肉，起自胫骨后上方，止于跟骨结节，主要作用是足跖屈。胫骨前肌起自胫骨外侧面，肌腱向下经伸肌上、下支持带的深面，止于内侧楔骨内侧面和第1跖骨底的一块肌肉，主要作用是伸踝关节（背屈），使足内翻。

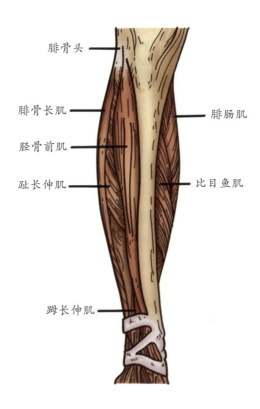

前群

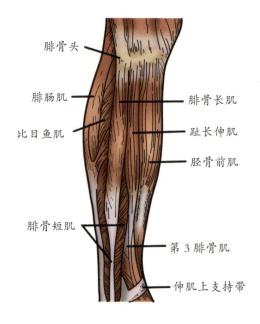

外侧群

4. 坐骨神经是什么样的

坐骨神经是人体最粗大的神经,起始于腰骶部的脊髓,途经骨盆,经梨状肌下孔出骨盆到臀部,在臀大肌深面向下行,依次横过闭孔内肌,上、下孖肌及股方肌的后方,支配这些肌肉,并沿大收肌后面,半腱肌、半膜肌、股二头肌之间下行,在股后区发出肌支支配半腱肌、半膜肌及股二头肌,坐骨神经到腘窝以后,分为胫神经和腓总神经,支配小腿及足的全部肌肉以及除隐神经支配区以外的小腿与足的皮肤感觉,主要管理下肢的感觉和运动。

(赵 凯)

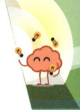

第四章 常见下肢痛的简介与康复

一、髋关节周围疾病

（一）骶髂关节炎

1. 什么是骶髂关节炎

骶髂关节炎是指骶骨和髂骨所形成的关节炎症，占腰痛来源的5%~10%。大多数的骶髂关节炎并不是单独的一种疾病，也可同时合并其他疾病。

2. 造成骶髂关节炎的原因有哪些

骶髂关节炎可以分为原发性骶髂关节炎和继发性骶髂关节炎两大类。造成骶髂关节炎的原因很多，骶髂关节长时间的承重是导致骶髂关节炎的直接原因，如致密性骨炎；此外，一些疾病可造成骶髂关节面继发性炎性改变，如强直性脊柱炎。

3. 骶髂关节炎有哪些症状

疼痛是骶髂关节炎的主要症状，也是导致功能障碍的主要原因。疼痛的特点为隐匿发作、持续钝痛，多发生于活动以后，休息后可缓解。随着病情进展，关节活动可因疼痛而受限，甚至休息时也可能发生疼痛；睡眠时因关节周围肌肉韧带受损，对关节的保护功能降低，患者可能会痛醒。另外，晨僵、休息痛、负重时疼痛加重等也是其常见症状。

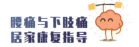

4. 骶髂关节炎患者如何居家治疗

居家治疗作为骶髂关节炎患者综合治疗的重要辅助手段，在患者发病早期、疼痛缓解期以及预防复发等方面起着非常重要的作用。运动锻炼要循序渐进，避免关节过度运动和负重，避免关节机械性损伤；严重时可服用止痛药减轻疼痛，或采用制动或用石膏固定的方法，以防畸形。平时要减轻体重，使用把手、手杖以减轻受累关节负荷，因工作要求必须负重的患者应调换工作，睡觉要睡硬板床，避免长时间站立及从事过重的体力劳动。另外，要注意局部保暖，不要受凉，可局部热敷，缓解肌肉韧带紧张；应进行相关肌群的锻炼，保持和改善关节活动，以增强关节的稳定性。

5. 骶髂关节会脱位吗

骶髂关节由骶骨与髂骨的耳状关节面相对而构成，关节间隙很小且被一组延长且厚的韧带所加强，致使骶髂关节可活动的范围不大。骶髂关节可以在冠状面上有一定范围的上下活动，但由于骶髂关节与矢状面呈20°左右的夹角，使得该关节无法在矢状面上进行前后活动。骶髂关节在承受垂直应力时会出现横向移位、垂直移位、骶骨相对髂骨轴向旋转。因此，一般情况下骶髂关节不容易脱位，只有遭受暴力创伤，才会导致骶髂关节脱位。

6. 骶髂关节脱位患者的站立姿势有什么特点

骶髂关节脱位患者站立、行走时呈现"歪臀跛行"的特殊姿势（臀部突向患侧，腰突向健侧），不能挺胸直腰，翻身起坐或改变体位时疼痛加剧，主动或被动伸屈下肢均受限并引起剧烈疼痛。咳嗽或打喷嚏时，患肢常有放射痛。

7. 骶髂关节炎患者如何自我保护

骶髂关节炎患者的自我保护要从以下几个方面做起：①控制体重，

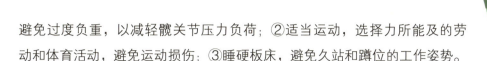

避免过度负重,以减轻髋关节压力负荷;②适当运动,选择力所能及的劳动和体育活动,避免运动损伤;③睡硬板床,避免久站和蹲位的工作姿势。

8.物理治疗对骶髂关节炎有效吗

骶髂关节炎的治疗应本着药物治疗为主,物理因子治疗(如针灸、按摩、推拿等)为辅的策略。轻症的骶髂关节炎患者,可先试用物理因子治疗配合运动疗法,视病情需要和治疗条件,可选择 2~3 种物理因子治疗方法。物理因子治疗只是一种辅助性治疗手段,所以建议患者尽量使用简便、经济、安全的物理因子治疗方法。

9.骶髂关节炎患者口服非甾体抗炎镇痛药能缓解疼痛吗

骶髂关节炎患者,疼痛明显时可服用布洛芬、塞来昔布等非甾体抗炎镇痛药,但镇痛药不能长期使用,以免形成依赖或降低作用。如果是局部压痛明显者,可用曲安奈德或醋酸氢化可的松,加利多卡因共 2~4 毫升做痛点注射,5~7 天 1 次,3~4 次为一个疗程。

(汪 敏)

(二)臀上皮神经炎

1.什么是臀上皮神经炎

臀上皮神经炎是由臀上皮神经在臀部受到刺激、卡压或嵌顿,引起周围肌肉、筋膜等软组织结构充血、水肿、炎症,甚至发生粘连肥厚(出现条索状结节),导致腰臀部疼痛、麻木,并向大腿后外侧至膝平面以上放射为主要特征的一种疾病,是临床常见的腰腿痛病种之一。

2.臀上皮神经炎有哪些表现

臀上皮神经炎主要的症状为患侧腰臀部疼痛,呈刺痛、撕裂样疼痛,大腿后侧膝以上部位可有牵涉痛，但不过膝。急性期疼痛较剧烈，弯腰受限，起坐困难，由坐位改站立位时需借助他人或物体，患者常诉疼痛部位较深，区域模糊，没有明显的分布界限。检查时可在髂嵴中点直下3~4cm处触及"条索样"硬物，压痛明显，有麻胀感。

3. 臀上皮神经炎发病的原因是什么

臀上皮神经为单纯感觉神经，当腰臀部感受风、寒、湿邪侵袭或发生急性外伤、慢性劳损时，可导致髂腰部筋膜、肌肉紧张或痉挛或部分撕裂，造成神经水肿粘连，长时间的肌肉紧张、痉挛可使肌筋膜增生肥厚，刺激摩擦臀上皮神经从而引发临床症状。因此，腰臀部的急、慢性肌肉劳损，肌肉筋膜炎，腰椎退行性变，骶髂关节和髋关节的炎症等都是臀上皮神经炎的诱因。

4. 经常有腰腿痛，难道得了臀上皮神经炎吗

臀上皮神经炎可以导致腰腿痛，但腰腿痛不一定就是臀上皮神经炎导致的。例如腰椎间盘突出症，腰椎小关节紊乱症，梨状肌综合征和腰椎管狭窄症均可引起腰腿痛，因此需要经过医生明确诊断，方可对症治疗。

5. 臀上皮神经炎如何居家治疗

臀上皮神经炎损伤时不要做剧烈腰部旋转活动。可用局部热敷的方法放松肌肉；也可以用红花油或普通按摩油，轻轻涂在患处，然后用拇指顺肌纤维方向轻轻按摩，用力先轻后重，以患者能忍受为度，每次5~10分钟，对臀上皮神经炎有较好的效果。

（三）梨状肌综合征

1. 什么是梨状肌综合征

梨状肌综合征是坐骨神经在臀部受到卡压的一种综合征，在下肢神

第四章 常见下肢痛的简介与康复

经慢性损伤中比较常见。

2. 梨状肌综合征有哪些表现

梨状肌综合征以坐骨神经痛为主要表现,疼痛从臀部经大腿后方向小腿和足部放射,严重时不能行走或行走一段距离后疼痛剧烈,需休息片刻后才能继续行走,步履跛行,或呈"鸭步"移行,髋关节内收、内旋活动受限。

3. 引起梨状肌综合征的原因是什么

引起梨状肌综合征的原因包括:臀部外伤出血、粘连、瘢痕形成;注射药物使梨状肌变性、纤维挛缩;髋臼后上部骨折移位、骨痂过大均可使坐骨神经在梨状肌处受压。此外,少数人因坐骨神经出骨盆时行径变异,当髋外旋肌强力收缩时可使坐骨神经压力过大,这也是一种慢性致伤因素。

4. 梨状肌综合征应与哪些疾病相鉴别

梨状肌综合征应与下面这些疾病相鉴别:①腰椎间盘突出症:本病常有腰痛伴坐骨神经痛,腰椎代偿性侧弯畸形。腹部加压(如咳嗽)可加重或诱发坐骨神经痛。坐骨神经损伤范围与腰椎间盘突出部位相关。病椎旁深压痛,叩击时出现放射痛,挺腹试验阳性。直腿抬高试验与加强试验阳性,而4字试验则为阴性。②神经鞘膜瘤:高位坐骨神经鞘膜瘤较为少见。其症状呈进行性加重,与活动或休息无关。臀部难以在局部扪及条索状的瘤体,有时可在B超上发现沿坐骨神经表面均匀增厚的回声带,手术和病理检查是最终的确诊手段。③臀上皮神经损伤:以一侧臀部及大腿后侧为主,痛不过膝,在髂嵴中点下方2厘米处有一压痛明显的条索状物,梨状肌紧张试验阴性。

5. 梨状肌综合征的非手术治疗有哪些

梨状肌综合征的非手术治疗包括:手法、局部封闭、肌内注射、理疗、

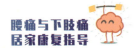

针灸治疗和运动疗法等。梨状肌综合征治疗的根本目的在于消除梨状肌的炎性病变，放松肌肉，解除梨状肌对坐骨神经的压迫，早期治疗可以使梨状肌的病变中止，不再继续卡压神经，晚期无法通过保守治疗缓解者可选用手术治疗以解除压迫。

6. 梨状肌综合征患者如何居家锻炼

在急性期应卧床休息或尽量减少活动，以促进病灶部位水肿、炎症的吸收，同时注意下肢、臀部的保暖，避免过劳及风、寒、湿邪的不良刺激，在缓解期应进行适当的腰臀部肌肉的功能锻炼。

① 患者坐于靠背凳子上，将患侧腿像跷二郎腿一样放在健侧腿膝盖上，双手慢慢往地面方向按压患侧腿的膝盖，坚持15~30秒，重复数次，牵拉放松肌肉。

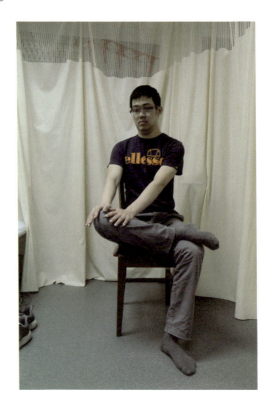

第四章 常见下肢痛的简介与康复

② 在床上取仰卧位，采用膝关节屈曲的方法，并通过内、外旋转髋关节的运动来降低梨状肌的紧张状态，提高其柔韧性。

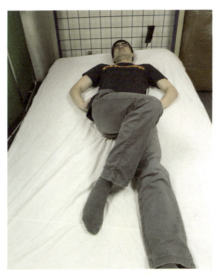

③ 坐在床上，将患侧腿膝盖屈曲，抵住床板，髋、膝呈90度，缓慢用力外旋，重复数次。

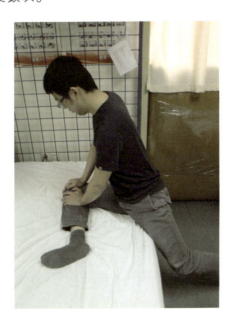

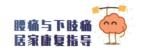

7. 梨状肌综合征患者在生活中应注意什么

（1）避免经常蹲坐位，尤其不要坐硬椅子，坐时尽量不跷二郎腿。

（2）尽量避免下肢的过度内旋，以及髋关节急剧外旋，以免造成梨状肌过度牵拉而导致损伤。

（3）避免过劳或受凉使梨状肌紧张。

（4）在运动之前，应该充分热身，同时适当减少跑步的距离，降低跑步的强度，等到身体逐渐适应之后再缓慢增加运动强度。同时还要尽可能地避开崎岖不平或者有坡度的路面，特别是不要爬坡跑步或过度上、下楼梯。

（四）股骨头无菌性坏死

1. 什么是股骨头无菌性坏死

股骨头无菌性坏死又称为股骨头缺血性坏死或股骨头坏死，有别于病菌感染引起的股骨头坏死，多见于35~55岁青壮年，发病率和致残率高，是骨科常见又难治的一类疾病。各种原因导致的股骨头缺血使股骨头得不到正常供血，股骨头组织中的骨细胞、骨髓、造血细胞等发生坏死，因缺血而坏死的骨组织非常脆弱，犹如枯死的树干不再坚固，易碎裂。时间长了就会引起髋关节疼痛及功能障碍，严重影响患者的生活质量和劳动能力，如不及时治疗，还可导致终身残疾。

2. 股骨头无菌性坏死与哪些因素有关

股骨头无菌性坏死的原因可分为创伤性和非创伤性两大类。创伤性因素曾为该病的首要发病因素，主要包括股骨颈骨折、髋臼骨折、髋关节脱位、髋部严重扭伤或挫伤等。随着人们生活水平的提高，非创伤性因素的比例在逐年增加，成为该病的主要原因，在我国主要为长期或大量服用激素、长期过量饮酒、减压病、血液系统疾病及自身免疫疾病等。

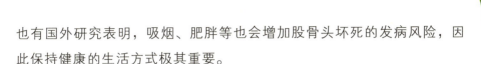

第四章　常见下肢痛的简介与康复

也有国外研究表明,吸烟、肥胖等也会增加股骨头坏死的发病风险,因此保持健康的生活方式极其重要。

3. 股骨头无菌性坏死有哪些表现

髋部周围或大腿疼痛是股骨头无菌性坏死最早出现的症状,几乎每个患者都会出现,并常伴有关节的僵硬感,当疼痛进一步加剧,髋关节内旋等活动受限,有的患者还会出现间歇性跛行,多在劳累或活动后加重,休息后症状可减轻。

4. 股骨头无菌性坏死常用的治疗方法有哪些

股骨头无菌性坏死是一种较严重的疾病,其病程长、治疗难、后果严重,目前的治疗方法包括:①非手术治疗:包括停止服用激素、戒酒等针对发病原因的治疗,以及药物、牵引、保护性负重、物理治疗(如高压氧、冲击波、电磁场)等对症治疗,有助于减轻症状,促进康复。②手术治疗:对于青少年、发病早期的患者,多采用髓芯减压术、带血运骨移植术、截骨术等,对于生活不能自理、股骨头塌陷、关节融合、年龄大的晚期患者,多采用人工关节置换术。

5. 股骨头无菌性坏死什么时候需要手术治疗

股骨头无菌性坏死治疗方案的选择应综合考虑坏死体积、分期、关节功能以及患者年龄等。影像学检查提示股骨头坏死面积>30%(ARCO 3 期)及出现骨关节炎征象(ARCO 4 期)的患者是需要手术治疗的,因这类患者的关节软骨已被破坏,软骨塌陷磨损,难以修复,关节间隙狭窄,髋关节内生物力学改变,髋关节不稳,这些患者如果进行保守治疗,效果不佳。

6. 股骨头无菌性坏死患者如何自我保护

股骨头无菌性坏死的治疗效果与病情轻重、发现时间、病程长短有很大关系,发现越早,病情越轻,治疗效果越好,治疗过程中的自我保护对康复也尤为重要。

(1)卧床休息,限制负重。这可减轻关节囊的压力,有助于滑液对软骨的滋养和病变组织的修复,通过休息,可以解除因髋关节的刺激引起的疼痛。

(2)牵引预防。借助牵引的力量,可以缓解肌肉的痉挛,将股骨头所承受的压力降到最小,有助于股骨头的塑形。

(3)适当的功能康复锻炼。康复锻炼既能改善血液循环,又能预防关节僵硬等并发症,有利于股骨头的修复。

7. 股骨头无菌性坏死的高危人群有哪些

(1)体重超标:体重超标的人髋骨压力大,比其他人更容易患上股骨头无菌性坏死。

(2)长期大量饮酒:大量饮酒会引发血脂升高,血液的黏稠度增加,血液流动速度变慢,导致股骨头里面的血管闭塞、血液循环中断,出现股骨头缺血坏死。

(3)长期使用激素:风湿类疾病患者需长期服用激素类药物,容易患上股骨头无菌性坏死。

(4)骨折:发生股骨头颈骨折、髋臼骨折、髋关节脱位、髋部严重扭伤或挫伤的患者,更易发生股骨头坏死。

(5)有减压舱工作史:由于压力的急剧变化,氮气容易在人体内形成气体栓子,随血液循环堵塞股骨头内的小血管,从而导致股骨头坏死。

8. 长期过量饮酒可引起股骨头无菌性坏死吗

长期过量饮酒可引起酒精性股骨头坏死,这是因为长期过量饮酒后,肝脏负担加重,身体功能全面下降,脂肪代谢紊乱,血液中的脂肪含量增多，血液流动速度变慢，微小的脂肪滴可堵塞供应股骨头营养的小血管，引起股骨头缺血坏死，股骨头表面变得粗糙不平，进一步发展，股骨头可被压扁变小，甚至消失。因此，长期过量饮酒也是该病的罪魁祸首。

9. 为什么滥用皮质激素会导致股骨头无菌性坏死

滥用皮质激素的危害很大，可导致股骨头无菌性坏死，其主要原因有以下三点：①骨质疏松：长期服用激素可造成骨质疏松，骨质疏松可造成骨小梁的应力降低，在负重情况下或者由于自身体重的原因造成骨小梁的微骨折。②血液流变学改变：长时间使用激素使血液处于高凝状态，易形成血栓，导致股骨头血运障碍。③高脂血症：长期使用激素的患者，其血液中的甘油三酯、胆固醇等含量升高，导致细小动脉脂肪栓塞，造成股骨头血运障碍。

10. 非手术疗法适合哪些股骨头无菌性坏死患者

大部分早期股骨头无菌性坏死不需要手术治疗，以保守治疗为主，包括减少负重，下肢牵引，理疗及药物治疗等，这些方法主要适用于以下两类患者：①无临床症状，且坏死部位位于非负重区，影像学提示股骨头坏死面积<15%者可严密观察，进行适当的保守治疗，定期随访。②有症状或股骨头坏死面积在15%~30%者，应积极行下肢牵引、理疗、药物治疗等非手术治疗。

11. 股骨头无菌性坏死患者功能锻炼的原则是什么

对于股骨头无菌性坏死患者来说，适当的功能锻炼必不可少，这可防止失用性肌肉萎缩、关节僵硬，改善患病关节的功能状态，是促使其早日恢复身体功能的有效手段。功能锻炼应遵循局部与整体、动与静相结合的原则，应以主动活动为主，被动活动为辅，动作要协调，循序渐进，由小到大，由少到多，逐渐增加。

12. 股骨头无菌性坏死患者如何自我锻炼

股骨头无菌性坏死患者可以在床上做一些简单的髋关节、膝关节的功能锻炼，因为功能锻炼可以改善关节的活动，增加髋关节的活动范围，同时减轻股骨头压力，改善股骨头血液循环，缓解髋关节及大腿痉挛的肌肉，从而减轻由肌肉痉挛引起的疼痛，促进髋关节周围无菌性炎症的吸收，解除周围组织粘连，促进患者早日康复。

13. 股骨头无菌性坏死患者是否需要长期卧床休息

许多患者以为得了股骨头无菌性坏死不能够负重，就意味着要长期卧床休息，这种想法是不对的。股骨头无菌性坏死后，由于疼痛等原因限制了活动，导致肌肉收缩力下降、关节活动障碍等一系列变化。在此基础上，如果减少了活动，就形成了恶性循环，最终导致局部血液循环障碍，坏死继续发展。由此看来，患病后不活动的思想是错误的。患者可在床上进行适当的功能锻炼，既改善了血液循环，又可预防并发症的发生，有利于股骨头的修复。但功能锻炼需要在不负重的前提下进行，幅度不宜过大，用力不可过猛，每个动作以患者感到轻痛为度，才能起到事半功倍的效果。

（1）仰卧位，患者健侧脚伸直，患侧脚踝上绑上沙袋，缓慢将患侧脚屈曲靠近胸口，可逐渐增加沙袋重量以增加难度。

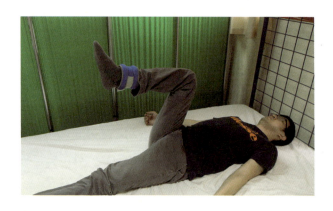

第四章 常见下肢痛的简介与康复

（2）如果（1）动作容易完成，可将患侧脚膝盖伸直缓慢抬离床面，可逐渐增加沙袋重量以增加难度。

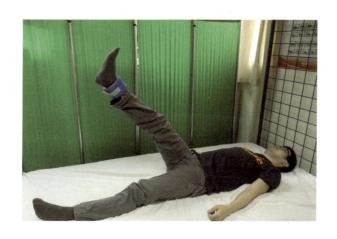

（3）仰卧位，患者患侧腿屈曲放在床上，健侧腿放在患侧膝盖上，缓慢将臀部抬离床面。

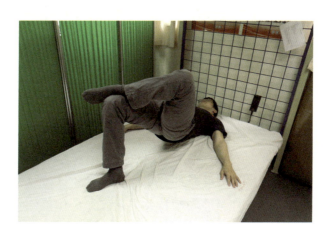

（4）侧卧位，患者患侧腿在上，缓慢将患侧腿伸直往上抬，可逐渐增加沙袋重量以增加难度。

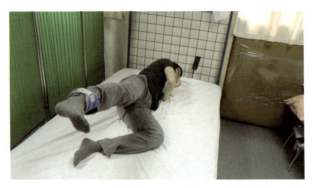

（5）侧卧位，患者患侧腿在上，双腿并拢，屈髋屈膝呈90度，缓慢将膝盖向上打开，可逐渐增加沙袋重量以增加难度。

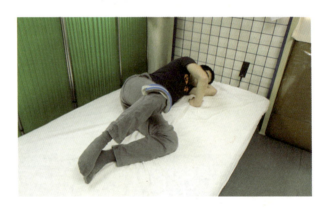

14.股骨头无菌性坏死患者拄拐有什么好处

股骨头无菌性坏死患者拄拐的主要目的是避免或减少负重，这是股骨头无菌性坏死治疗的关键，其主要有以下三点好处：①只有避免负重才能给骨小梁重建和修复创造条件，才能使股骨头保持完整外形而不塌陷。②股骨头软骨有弹性缓冲和维持关节间润滑的作用，股骨头坏死晚期的患者，股骨头软骨均已坏死、消失，只有避免负重才能减少股骨头和髋臼之间的摩擦，有利于股骨头软骨的修复。③静脉回流障碍与骨内

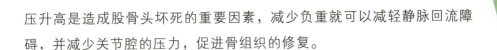

压升高是造成股骨头坏死的重要因素，减少负重就可以减轻静脉回流障碍，并减少关节腔的压力，促进骨组织的修复。

（李金虎　吕子萌　闵　瑜）

二、膝关节周围疾病

（一）膝骨性关节炎

1. 什么是膝骨性关节炎

膝骨性关节炎是中老年人最常见的一种骨退行性变，但并不是只有中老年人才会得这个病，只是人到了一定年龄，病变发展到一定程度产生了较为明显的症状，比如膝关节僵硬、疼痛、不稳定等。因而，早年进行高强度的运动或者膝关节反复受伤等均可导致提前出现膝骨性关节炎，即"消耗量"过大。

2. 膝骨性关节炎的主要症状有哪些

膝骨性关节炎的主要症状是早晨起床后膝关节发僵，活动后好转；肿胀、骨摩擦感、疼痛、活动受限、关节畸形等。

3. 膝骨性关节炎如何治疗

膝骨性关节炎的治疗方法包括非药物治疗和药物治疗。

非药物治疗包括：①患者的自我膝关节保护，减少不合理的运动，适量的关节功能训练；②物理治疗，可做一些热疗、水疗、超声波、针灸、按摩、牵引、经皮神经电刺激等；③辅具使用，可采用手杖、拐杖、助行器等，也可采用相应的矫形支具或矫形鞋。

药物治疗：可采用局部药物治疗如各种膏剂和贴剂、镇痛药物、局部或关节腔注射药物。

4. 膝骨性关节炎的发病特点

首先，膝骨性关节炎与年龄密切相关，老年人发病率高；其次是女性患者多，特别是绝经后女性多发；再次是肥胖人群，肥胖不仅与膝关节承重有关，还与全身的代谢因素有关；最后还有种族因素，东方人的膝骨性关节炎发病率较高。

5. 膝骨性关节炎能治好吗

膝骨性关节炎的治疗是为了减轻或消除患者疼痛，矫正畸形，改善或恢复关节功能，改善生活质量，膝关节作为一个"消耗品"，是无法达到完全恢复如初的效果的，但可在一定程度上缓解病症。

6. 得了膝骨性关节炎是锻炼好，还是不锻炼好

得了膝骨性关节炎需要进行合理的运动锻炼，可进行有氧锻炼包括游泳、散步、骑车等，也可进行关节功能训练和肌力训练。但是应注意训练强度，减少不合理的运动，避免不良姿势，避免长时间跑、跳、蹲，减少或避免爬山、爬楼梯等活动。

（1）端坐位，患者将小腿抬起维持膝盖伸直，坚持数秒钟。

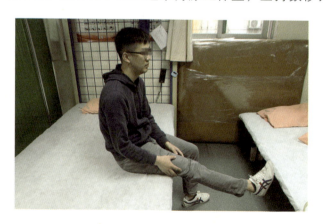

第四章 常见下肢痛的简介与康复

（2）站立位，患者手扶固定物，大腿保持中立位，将小腿缓慢抬起，坚持数秒钟。

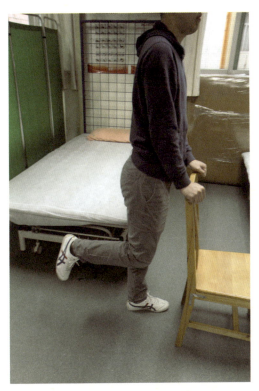

（3）患者坐在床上，膝盖伸直，缓慢用脚踝做踩、勾动作。

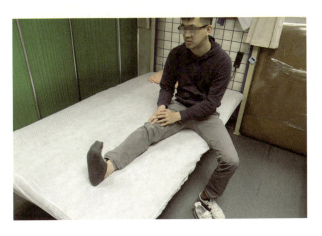

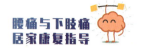

7. 膝骨性关节炎患者常用哪些药物治疗

膝骨性关节炎患者首选药物治疗，如各种非甾体抗炎药的乳胶剂、膏剂、贴剂和非甾体抗炎药的擦剂（辣椒碱等）。如果需要使用全身镇痛药的话，一般使用对乙酰氨基酚。对乙酰氨基酚治疗效果不佳的患者，则可根据具体情况使用非甾体类药物。

8. 膝骨性关节炎患者日常生活中应注意什么

患者在日常生活中尽量减少上、下楼梯，久站，抱小孩，提重物等活动，避免膝关节的负荷过大而加重病情；对于体重过重的患者而言，减肥是行之有效的治疗方式；根据自身的情况配合适当的有氧锻炼（如游泳、骑自行车、扭秧歌、打太极拳等），并在锻炼之前先热身；注意走路时的身体姿势，避免长时间下蹲。避免长时间保持一种姿势，注意经常变换姿势，养成在日常生活中保护关节的良好习惯。应多吃含蛋白质、钙质、胶原蛋白的食物，如奶类及奶制品、豆类及豆制品、鱼、虾、海带、黑木耳、鸡爪、猪蹄等。

9. 膝关节积液抽出后，还会反复出现吗

膝关节积液抽出后，能够在一定时间内缓解症状，但是如果不将炎症等根本原因消除的话，即使抽出了积液，还是会再次出现的。

10. 膝骨性关节炎什么时候需要手术治疗

对于症状严重，关节僵硬或畸形，经正规保守治疗效果不佳的膝骨性关节炎患者可以考虑手术治疗。但是手术需要考虑到患者的年龄、生活质量需求等各方面的因素，因而需要视具体情况而定。

（二）膝关节创伤性滑膜炎

1. 什么是膝关节创伤性滑膜炎

膝关节创伤性滑膜炎是指膝关节受到急性创伤或慢性劳损时，引起关节周围滑膜损伤或破裂，导致膝关节腔内积血或积液的一种非感染性炎症反应性病变。可分为急性创伤性滑膜炎和慢性损伤性滑膜炎。

2. 膝关节创伤性滑膜炎有哪些表现

急性创伤性滑膜炎表现为运动损伤或膝关节术后1~2小时出现膝部肿胀、疼痛、活动困难、有淤血斑；局部皮肤温度高，皮肤肿胀紧张，有压痛。

慢性损伤性滑膜炎表现为患者感觉两腿沉重，膝关节肿胀、下蹲困难，或上、下楼梯时疼痛，劳累后或遇寒时加重，休息后和天气转暖时减轻。

3. 膝关节创伤性滑膜炎是由什么引起的

急性创伤性滑膜炎多由打击、扭转、运动过度或术后反应等引起；慢性损伤性滑膜炎多由劳损所致，也可由急性创伤性滑膜炎治疗不及时所致。

4. 膝关节创伤性滑膜炎常用的治疗方法有哪些

膝关节创伤性滑膜炎常用的治疗方法包括：①正确处理休息与活动的关系，在积液未消退前，应暂停主动与被动活动，严重者应当制动。②可服用非甾体抗炎镇痛药缓解疼痛。③局部可做理疗、热敷、使用消肿化瘀的中草药等。

5. 膝关节创伤性滑膜炎患者如何锻炼

膝关节创伤性滑膜炎患者早期主要是休息，禁止做过量运动。急性炎症得到控制后，可以下床做适量负重练习。

（三）膝半月板和膝关节韧带损伤

1. 什么是膝半月板和膝关节韧带损伤

膝半月板为纤维软骨组织，呈新月形，内薄外厚，横切面略呈三角形。膝半月板损伤是常见的运动性损伤之一，好发于青壮年，多由创伤、关节退行性变、炎性疾病等因素引起。膝关节韧带损伤是指人在运动或生活中意外扭伤、拉伤，使韧带承受过度负荷时发生的韧带纤维束断裂或撕裂。

2. 膝关节的韧带有哪些

膝关节的韧带可分为关节囊内韧带和关节囊外韧带。关节囊内韧带包括前交叉韧带、后交叉韧带和膝横韧带。关节囊外韧带包括髌韧带、内侧副韧带、外侧副韧带和腘斜韧带。

3. 膝半月板和膝关节韧带损伤的表现有哪些

膝半月板和膝关节韧带损伤主要表现为急性期膝关节红肿、发热、疼痛、关节肿胀、关节活动受限等，致使患者无法站立或行走。急性期过后会出现膝关节稳定性不良等情况。

4. 膝半月板损伤的原因有哪些？如何治疗

人在运动或生活中意外扭伤、拉伤，比如跳起来落地的时候摔倒，或者某些姿势不正确，韧带承受过度负荷，又或者瞬间的暴力等原因，均可导致不同程度的膝半月板损伤。

治疗方法可分为保守治疗和手术治疗。Ⅰ度、Ⅱ度损伤可行保守治

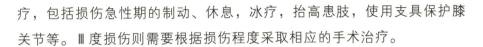

疗，包括损伤急性期的制动、休息，冰疗，抬高患肢，使用支具保护膝关节等。Ⅲ度损伤则需要根据损伤程度采取相应的手术治疗。

（四）髌骨软化症

1. 什么是髌骨软化症

髌骨软化症是膝关节的常见病，好发于青壮年，在运动员和体育爱好者中尤其多见，女性发病率较男性高，其主要病理变化是软骨的退行性变，包括软骨肿胀、碎裂、脱落，最后股骨髁的对应部位也发生同样的病变，发展为髌股关节骨性关节炎。

2. 髌骨软化症有哪些表现

髌骨软化症主要表现为膝关节髌骨后疼痛，轻重不一，一般平地走路时症状不明显，在下蹲后起立，上、下楼梯，上、下坡，或走远路后疼痛加重。

3. 为什么髌骨软化症患者上、下楼梯时疼痛明显

通常来说，上、下楼梯时，膝关节的负重是体重的3~4倍。而步行时膝关节的负重是体重的1~2倍。因而在上、下楼梯时疼痛会更加明显，而且下楼会比上楼痛感更强烈些。

4. 髌骨软化症患者如何佩戴护膝

髌骨软化症患者可使用护膝，在膝盖下面戴上支撑带有助于减轻关节的压力，可以有效减轻关节疼痛。

5. 髌骨软化症患者服用什么药物有效

髌骨软化症患者可服用含氨基葡萄糖类的药物，有助于软骨中蛋白黏多糖的合成。

6. 髌骨软化症患者如何进行康复训练

髌骨软化症患者的康复训练包括：①主动充分活动关节，在不负重的条件下进行。如平卧在床上主动伸、屈膝关节。坚持每天早、晚各一次，每次10分钟。②防止髌骨关节面持续受压。③石膏固定或下肢牵引治疗，可主动行股四头肌训炼。④力量练习，主要训练膝关节内侧的股内侧肌，帮助髌骨往内侧移动。⑤牵拉和运动按摩，此时应进行膝关节外侧的牵拉练习。

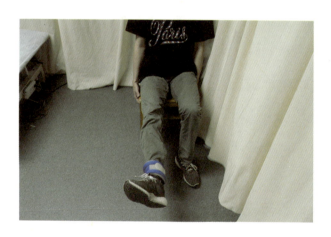

（五）膝脂肪垫炎

1. 膝脂肪垫为什么会劳损

膝脂肪垫位于髌骨和髌韧带的深面，它起到加强关节稳定，吸收震荡，润滑关节，避免过度摩擦和刺激的作用。可是当下肢肌肉力量失衡时，在膝关节屈伸过程中，因肌肉收缩力量不足导致膝脂肪垫位移不够，造成其受到胫股关节面的反复挤压，便会导致膝脂肪垫劳损。

2. 膝脂肪垫劳损有哪些表现

膝脂肪垫劳损多见于中年女性，还多见于经常做登山运动、徒步健

第四章 常见下肢痛的简介与康复

身、下蹲做家务等人群。患者自觉膝关节疼痛,疼痛部位多见于膝关节下方,以内外膝眼、髌韧带后方明显,有时可向腘窝、小腿放射,完全伸膝时疼痛加重,稍屈膝时减轻。

3. 如何避免膝脂肪垫劳损

避免膝脂肪垫劳损的方法包括:①注意膝部保暖,尽量避免受寒。②避免膝关节过度疲劳,避免高强度的膝关节运动。③进行适当的功能锻炼和力量训练,如靠墙蹲等。

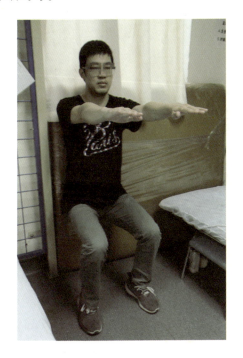

4. 膝脂肪垫劳损如何居家治疗

膝脂肪垫劳损的居家治疗应注意膝关节的休息,学习使用一些推拿的手法缓解疼痛,也可使用热敷的方法缓解炎症和疼痛。

5. 膝关节为什么会长骨刺

骨刺又称骨质增生，骨刺的形成是人体骨骼老化过程中伴随的一种自然退化现象。随着年龄的增长，关节周围与软组织接触的地方长期受压，造成软骨的磨损与破坏，从而刺激骨膜增生。

6. 膝关节为什么容易长腘窝囊肿

腘窝囊肿是腘窝内滑液囊肿的统称。膝关节是一个活动量较大的关节，容易发生劳损导致各种炎症的发生，如膝骨性关节炎、膝脂肪垫炎等。

（林彩娜）

三、胫腓骨疲劳性骨膜炎

1. 什么叫胫腓骨疲劳性骨膜炎

胫腓骨疲劳性骨膜炎是一种常见的运动损伤，多由于局部过度负荷引起骨膜反应。主要表现为：①疼痛，多在训练后小腿疼痛，较重时不运动也痛；②肿胀，局部有凹陷性水肿；③压痛，在胫骨内侧面、内后缘或胫骨下端较明显；④结节及肿块，在皮下有小结节或肿块；⑤后蹬痛，当脚尖用力后蹬时，小腿即感疼痛。

2. 引起胫腓骨疲劳性骨膜炎的原因是什么

胫腓骨疲劳性骨膜炎的发生与胫骨本身的解剖结构密切相关，胫骨中段的横截面由方形移行为三角形，胫骨不同部位血供存在明显差异，胫骨的内侧皮下肌肉较少，直接为深筋膜，这些因素均可导致胫骨易于损伤。当小腿部遭受长时间的劳损、牵拉、较大负荷的应力时，必然对胫骨骨膜造成损伤，引起骨膜的出血、淤血，反复摩擦、损伤形成局部粘连、纤维化、骨膜增厚，致使局部软组织出现动态平衡失调，最终造成骨膜炎。

3. 得了胫腓骨疲劳性骨膜炎不宜做哪些锻炼

对于得了胫腓骨疲劳性骨膜炎的人群，下肢肌群、骨膜已有损伤，不宜在短时间内接受大强度的下肢力量训练；此外，负重训练也可造成胫骨的应力点负荷加重，从而加速应力点缺血缺氧、局部充血水肿，加重骨膜发炎，所以也不宜做负重训练。

4. 胫腓骨疲劳性骨膜炎患者如何居家治疗

胫腓骨疲劳性骨膜炎患者的居家治疗主要以静养为主。此外，可以采用热敷、温水浴等方法缓解疼痛处及患部，加速局部血液循环及营养状况，使其骨膜肌纤维加速修复。同时，亦可采用弹力绷带包扎、按摩相结合的方法，促进肌肉放松，减轻牵拉。

5. 胫腓骨疲劳性骨膜炎患者运动训练时要注意哪些问题

胫腓骨疲劳性骨膜炎患者运动训练时要选择好训练场地、器材；科学地制订训练计划，适当降低强度，避免在硬地上过多地进行跑跳练习，有扁平足的患者应另外安排训练；做好运动训练前的热身，减少肌肉的黏滞性，运用正确的训练动作，避免动作僵硬、动作变形。运动训练量大时，应在运动完后及时做好按摩、温水浴、水按摩等放松治疗。

（闵　瑜　周海旺）

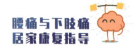

四、足踝关节常见病

1. 踝关节为什么容易扭伤

踝关节容易扭伤是因为踝关节在跖屈时，脚往往会内翻，但此时由于踝关节不能很好地匹配，处于"灵活有余，稳定不足"的不稳定状态。所以我们在进行下楼梯、下山、起跳后落地等活动时，如果失去平衡，就容易引起关节的内翻，导致踝关节扭伤。

2. 踝关节扭伤有哪些表现

踝关节扭伤后局部可出现疼痛、肿胀、皮下瘀斑等，活动时疼痛可加重。检查可以发现伤处有局限性压痛点。

3. 踝关节扭伤患者在急性期为什么不能热敷

热敷可以促进局部组织血液循环，但是踝关节扭伤患者在急性期热敷会促进血管扩张，加重淤紫和肿胀。

4. 踝关节扭伤患者在急性期冰敷有什么好处

踝关节扭伤患者在急性期冰敷可以使毛细血管收缩，减少局部出血，减轻肿胀。

5. 护踝对踝关节扭伤患者的恢复有哪些帮助

护踝对踝关节扭伤患者的恢复有这两方面的帮助：①护踝可通过对踝关节的压力增强踝关节周围肌肉的强度，起到固定和保护的作用，防止踝关节再次扭伤和跟腱拉伤；②护踝可以有效地减少关节活动的范围，减轻患者疼痛，加快恢复速度。

第四章 常见下肢痛的简介与康复

6.踝关节扭伤患者需要做哪些训练

（1）仰卧位，弹力带抗阻踝关节背屈。

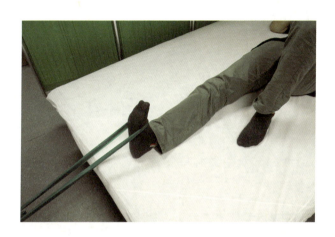

（2）仰卧位，弹力带抗阻踝关节跖屈。

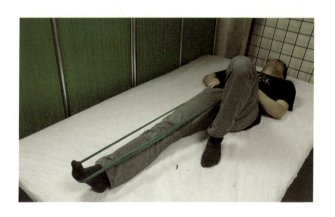

（3）仰卧位，弹力带抗阻踝关节外翻训练。

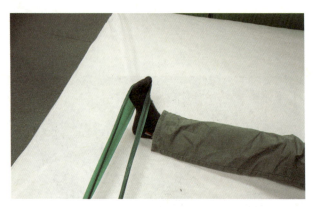

（4）平衡训练，双手叉腰单腿站立，保持平衡；或单腿站立，伸手触前方，保持平衡。

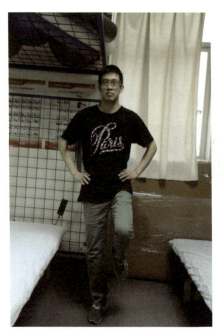
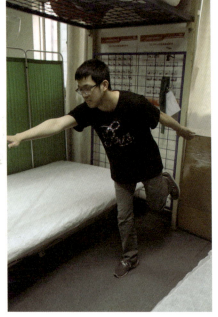

7. 什么叫跟腱周围炎

跟腱周围炎是跟腱及腱围部位的炎症反应，是一种无菌性慢性创伤。

8. 哪些因素可引起跟腱周围炎

可引起跟腱周围炎的因素有：①急性损伤，准备活动不充足或身体状态不佳，训练强度突然增大；②慢性劳损，锻炼太多、太频繁。

9. 跟腱周围炎患者能长距离行走吗

通常来说，肌肉的过度疲劳会加重炎症，延长炎症消退时间，因而跟腱周围炎患者尽量在自己能耐受的程度内行走，不要超负荷运动，以免造成肌肉的过度疲劳。

10. 跟腱周围炎患者能打封闭治疗吗

打封闭治疗是指用注射的方法，将一定浓度和容量的糖皮质激素与一定量的局部麻醉药物的混合液注射到产生疼痛的病变区域及周围，起到减轻或者消除疼痛的作用。但是其治疗的核心在于缓解疼痛的症状，无法根治炎症，因而跟腱周围炎患者不能单靠打封闭来治疗。

11. 什么叫跟痛症

跟痛症是由多种慢性疾病所导致的跟部跖面（即脚后跟）疼痛，与足底筋膜的劳损和退化有密切关系。临床主要表现为足跟跖面疼痛、肿胀，走路时加重。

12. 足跟骨为什么容易长骨刺

足跟骨长骨刺的原因主要是跖腱膜长期牵拉跟骨骨面而引起的骨质增生现象。跖腱膜位于跟骨与跖骨之间。如果把跟骨、舟骨及跖骨当作一张"弓"，跖腱膜就如同一根"弦"。人行走时，压力使足弓的弧度变直，而跖腱膜产生的拉力又要维持足弓的形态，其结果必然是跖腱膜在跟骨附着处拉力显著增大。长期牵拉就容易长骨刺。

13. 跟痛症都是骨刺引起的吗

不一定。骨刺可引起跟痛症，但除此之外，足跟脂肪纤维垫炎、跖腱膜炎、跟部滑囊炎、跟腱周围炎、跟骨高压症等都可以引起跟痛症。

14. 跟痛症常用的治疗方法有哪些

（1）牵伸训练：站立位腓肠肌牵伸训练、台阶牵伸训练等。

（2）肌力训练：抓毛巾训练、提踵训练、侧直抬腿训练、踮脚走路训练。

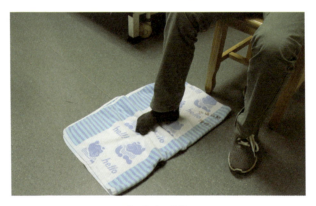

抓毛巾训练

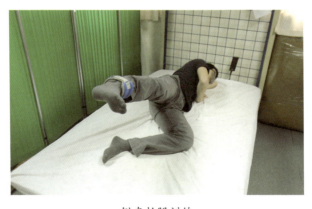

侧直抬腿训练

第四章 常见下肢痛的简介与康复

（3）使用足垫。

（4）药物治疗：主要是非甾体抗炎药。

（5）体外冲击波疗法。

（6）手术治疗：跟骨斜向前下的骨刺，保守治疗无效时，可手术切除，并做肌肉附着点移位，对顽固性疼痛者可做跟骨下神经切断。跟骨内高压症者，可行跟骨内、外侧骨刺减压而消除症状。滑囊炎经久不愈者可考虑手术切除。

（7）针灸、按摩等。

15.跟骨垫对跟痛症有什么好处

跟骨垫可以帮助纠正足部力线不良，支撑足弓，而且能够减轻跖腱膜牵拉，减轻足跟部的冲击力量，从而减轻疼痛。

16.跟痛症患者能打封闭治疗吗

打封闭治疗可以缓解跟痛症患者的疼痛，配合其他的物理治疗方法效果更佳。

17.经常泡脚可以治疗跟痛症吗

经常泡脚可以促进足部血液循环，舒缓足部肌肉张力，缓解疼痛。对于轻度的跟痛症有一定的治疗效果。

18.什么是跖骨疲劳性骨折

田径运动员在奔跑时跖骨头会产生很大的应力，特别是第1，第2跖骨头。而第2，第3，第4跖骨头由于其干骺端较薄弱，容易造成骨折，这种骨折称为跖骨疲劳性骨折，在军队新兵中多见，是军训尤其是新兵强化训练期间常见的骨损伤性疾病。

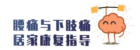

19. 跖骨疲劳性骨折有哪些表现

患者长时间或剧烈运动后通常会出现前足疼痛，休息数秒后可消失，在随后的训练中，疼痛的发生越来越早、越来越重，以致不能运动，甚至躺在床上都会有疼痛感。

20. 引起跖骨疲劳性骨折的因素有哪些

引起跖骨疲劳性骨折的因素包括：①慢性损伤，长期集中的应力是造成跖骨疲劳性骨折的条件；②第1跖骨发育短小，第2跖骨相对较长也是造成跖骨疲劳性骨折的重要因素。

21. 哪些人群易患跖骨疲劳性骨折

跖骨疲劳性骨折常发生在新兵训练或长途行军之后，故又称为行军骨折。因而新兵和长途行军人员，长距离徒步、竞走等人群易患跖骨疲劳性骨折。

22. 跖骨疲劳性骨折如何治疗

跖骨疲劳性骨折的治疗方法包括：①骨折没有移位或轻度移位，采用手法复位、固定、制动等方法治疗；②停止跑步，休息，穿富有弹性的鞋子；③骨折愈合后仍须在草地或其他柔软的地面跑步；④通常很少需要石膏固定，因为它可能会引起肌肉萎缩和活动障碍，如果要用石膏固定，一般也只用1~2周；⑤复发性跖骨疲劳性骨折的妇女可能存在骨质疏松，须对骨质疏松进行评估。

23. 跖骨疲劳性骨折如何预防

跖骨疲劳性骨折的发生发展是由量变到质变的累积损伤过程，避免骨骼疲劳损伤是预防跖骨疲劳性骨折的关键。运动要循序渐进，根据自身情况制订科学的训练计划，掌握好运动量，避免超负荷运动导致骨骼

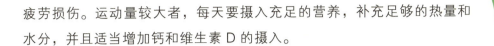

疲劳损伤。运动量较大者，每天要摄入充足的营养，补充足够的热量和水分，并且适当增加钙和维生素 D 的摄入。

（林彩娜）

五、痛风与痛风性关节炎

1. 什么是痛风

痛风是指由嘌呤核苷酸代谢异常引起的高尿酸血症，即尿酸盐或尿酸结晶从超饱和的细胞外液沉积于组织或器官所引起的一组临床综合征。主要表现为急性痛风性关节炎、痛风石形成、痛风石性慢性关节炎、痛风性肾病及尿酸性尿路结石。

2. 血尿酸高就一定会得痛风吗

高尿酸血症是指人体血液中溶解的尿酸盐浓度升高。大部分高尿酸血症患者无任何临床症状，约有 10% 的患者临床上会表现为痛风。痛风是否发生、何时发生以及发作的频率都与血尿酸水平密切相关。血尿酸水平对痛风的诊断和治疗有着重要的参考和指导意义。

3. 痛风与遗传有关吗

综合目前国内外全基因组关联研究报道的与尿酸水平有关的基因，我们发现至少有 28 个与血尿酸水平显著相关的基因，这些基因又包含至少一个以上的单核苷酸多态性位点。因此，更有理由相信高尿酸血症或痛风是一种遗传和环境相互作用的疾病。

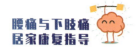

4. 引起痛风的因素有哪些

身形肥胖、大量饮酒、剧烈运动、短时间内体重减轻过快、膳食中脂肪含量过高、喜食海鲜、口味较重、很少喝水等，这些都会造成体内尿酸代谢不良，均是引发痛风的"凶手"。

5. 过度饮酒会引起痛风吗

酒精通过促进嘌呤分解、抑制肾小管对尿酸的排泄这两个途径，可以迅速提高体内血尿酸水平，所以过度饮酒会引起痛风。

6. 痛风常发生在哪些部位

痛风大多数首次发作开始于第1跖趾关节，随着疾病的发展，发作次数逐渐增多，受累的关节也随着病程的持续而增加，从下肢的远端小关节向大关节、上肢关节发展，出现肘部、腕部关节症状。

7. 痛风的发作与天气变化有关吗

痛风的发作与天气变化有一定的关系，天气转凉易引发痛风性关节炎。

8. 痛风如果不及时治疗会有哪些危害

随着痛风患者长期的高尿酸血症未得到理想控制，大量单钠尿酸盐晶体沉积于皮下、关节滑膜、软骨、骨质等组织，导致皮下痛风石的形成进而出现慢性痛风石关节炎。单钠尿酸盐晶体除了沉积在关节之外，还可以沉积在肾间质，导致肾小管萎缩变形，间质纤维化。患者可能在早期出现夜尿增多、低比重尿等尿浓缩功能下降引发的症状，随着肾小管、肾间质的破坏，导致肾小球滤过功能下降、肾功能不全，从而引发肾源性高血压、贫血等疾病。

9. 痛风患者家中应常备哪些药物

痛风患者家中应常备的药物分为急性发作期药物，间歇期和慢性期管理药物。

急性发作期药物的主要作用是快速有效地缓解痛风患者在急性发作期的症状，常用的有三类药物：非甾体抗炎药、秋水仙碱和糖皮质激素。

（1）非甾体抗炎药：非甾体抗炎药具有解热镇痛的作用，可以有效缓解痛风患者在急性发作期的症状，但是非甾体抗炎药对胃肠道黏膜有一定的损伤作用，另外，非甾体抗炎药还会降低肾小球滤过率和肾脏灌注，从而加重肾功能不全，对于肾功能不全的患者要谨慎使用。

（2）秋水仙碱：秋水仙碱是治疗痛风的传统药物，在痛风治疗中应用多年，但是要注意，秋水仙碱的治疗剂量和中毒剂量极为接近，所产生的副作用也较多，所以要合理控制剂量。

（3）糖皮质激素：糖皮质激素具有强大的非特异性抗炎作用，可以缓解痛风患者在急性发作期的急性关节炎症。但是糖皮质激素会降低免疫功能，在患者合并感染时要尽量使用其他药物治疗。

间歇期和慢性期使用药物的目的在于长期有效地控制尿酸水平，预防急性痛风发作，减少关节受累的数量，缓解并逆转痛风石性关节炎，避免出现肾脏损伤等。治疗目标是减少单钠尿酸盐晶体的析出，高尿酸是出现痛风症状的根本原因，所以痛风患者在间歇期或慢性期要长期服用降尿酸类药物，主要包括两类：抑制尿酸生成药物和促进尿酸排泄药物。

（1）抑制尿酸生成药物：抑制尿酸生成药物主要通过抑制嘌呤转化为尿酸的生物酶来达到减少尿酸生成的作用，从而降低血尿酸的水平。患者可根据降低尿酸的目标水平在数个月内调整至最小剂量并终身维持，能有效地控制尿酸水平，减少痛风急性发作和其他症状。

（2）促尿酸排泄药物：尿酸有三分之二通过肾脏排泄，通过增加肾小管重吸收，增加尿酸排泄，从而有效地降低尿酸。但是使用时会增大尿液中的尿酸含量，增加产生尿路结石的可能，同时这种药物依赖于

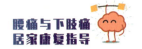

肾脏的排泄功能，对于肾功能不全者效果欠佳。

10. 痛风患者的饮食应注意什么

痛风患者的饮食原则和其他"三高"疾病有所不同。一些调理"三高"的饮食技巧，如果用在痛风患者身上，会适得其反。痛风患者的饮食应遵循以下原则。

（1）主食要精细，发酵主食要少吃。对于高血压、高血脂和糖尿病患者，营养师和医生都会推荐其在主食中加入粗杂粮。可对于痛风患者，尤其是在痛风急性发作期，建议主食尽量选择精米白面，减少粗粮的摄入。另外，发酵类主食，如包子、馒头、发糕、面包等在急性发作期也要少吃。

（2）肉食少吃，烹调方式要注意。多数动物性食物，如畜禽肉类、动物内脏、海鲜均属于嘌呤含量偏高的食物。在痛风急性发作期需要禁食，即便在缓解期也要控制摄入量，并正确烹调，如采取炖、煮等方式，而且要"弃汤吃肉"。这主要是因为嘌呤易溶于水，经过炖煮后肉中大部分嘌呤都进入汤汁，弃汤不喝，能有效降低嘌呤的摄入，也就减少了体内尿酸的来源。

（3）蔬菜、水果，要挑对的吃。蔬菜、水果富含水分、矿物质和维生素，属于偏碱性食物，不仅能补充痛风患者因限制肉食而导致的矿物质、维生素摄入不足，又可以适当提高患者尿液的 pH 值，帮助体内尿酸尽快代谢。因此，痛风患者应该经常吃些新鲜蔬菜、水果。不过，并非所有的蔬菜、水果都适宜，菠菜、菌藻类、茼蒿等嘌呤含量较高，在痛风急性发作期应谨慎选择。

（4）可食用豆类、鸡蛋和牛奶等。有些朋友疑惑："痛风患者吃得这么素，会不会缺乏蛋白质啊"，其实不用担心，牛奶、鸡蛋、豆腐完全可以作为优质蛋白质的来源。牛奶和鸡蛋虽然也属于动物性食物，但其中嘌呤的含量却极低，甚至低于很多蔬菜水果，绝对算得上是痛风

第四章 常见下肢痛的简介与康复

患者的安全食物。而黄豆呢，尽管在它身为干豆时嘌呤含量较高，可一旦经过泡发、磨浆、点卤、脱黄浆等工序后，绝大多数的嘌呤早就溶解在黄浆水中被抛弃了，于是豆腐就变成了一种低嘌呤的"安全"食物。不过，这里要特别提醒一点：酸奶属于发酵食品，而豆腐干在加工过程中用的食盐较多，所以酸奶和豆腐干均不建议痛风患者多食用。

（5）膳食低脂口味清淡。在控制脂肪和调味品摄入这方面，痛风倒是和其他"三高"一致。由于向心性肥胖者更容易发生痛风，降低体重可以有效促进尿酸水平下降。选择低脂饮食，正是为了帮助痛风患者更好地控制体重。但要注意，痛风患者减轻体重一定要循序渐进，过快减重会让体内产生大量酮体和嘌呤，反而会升高尿酸水平，促进痛风发作。另外，食盐、辣椒、胡椒等重口味、刺激性的调味品都有促进嘌呤生成或尿酸沉积的作用，痛风急性发作期患者饮食还是应该以清淡为主。

11. 痛风急性发作时，患者可以运动吗

痛风急性发作时，建议患者以休息为主，因为痛风急性发作时运动有可能会造成机体损伤。

12. 痛风患者的居家护理与调养

改变患者的不良生活方式和饮食结构是痛风长期治疗的基石：①避免摄入高嘌呤食物，如动物内脏、海鲜等，鼓励患者进食蔬菜、水果等含嘌呤量较少的食物。②控制体重，合理规划热量摄入，规律运动，但要适量，以免伤害到受损的关节。③戒酒。④保证每日饮水量＞2000毫升，保持尿量以排出尿酸。

13. 什么是痛风性关节炎

痛风性关节炎是指由嘌呤代谢紊乱致使尿酸盐沉积在关节及其周围组织而引起的关节无菌性炎症，以局部红、肿、热、痛、功能障碍为主

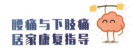

要临床表现。

14.痛风性关节炎的病程分期

目前将痛风性关节炎的病程分为三个时期：急性发作期、间歇发作期、病变期。

15.痛风性关节炎患者需要做哪些实验室检查

痛风性关节炎患者需要做的实验室检查包括：血尿酸检查、X线检查、磁共振、超声、CT及双能CT等，关节腔内、关节周围或痛风石内尿酸盐结晶的发现一直被公认为是痛风性关节炎诊断的金标准。

（赵 凯 屈 菲）